Yi Jin Jing - Qigong

Mit chinesischer Heilgymnastik zu Gesundheit und Wohlbefinden

von

Diplom-Sozialökonom
Stefan Wahle
Lehrer für Qigong, TQN + DDQT
6. DAN Ju-Jutsu
lizenzierter Fitnesstrainer

akkreditiert bei: www.trainerregister.de

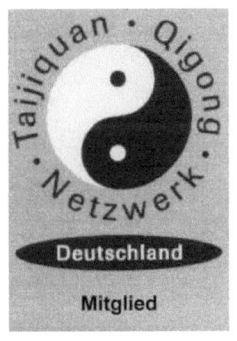
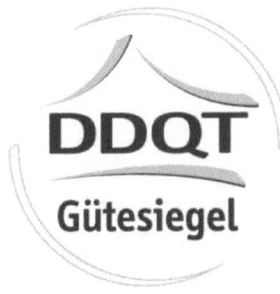
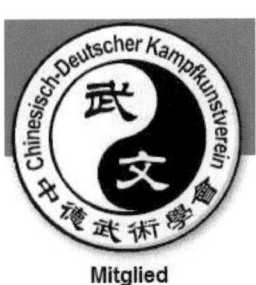

Impressum

©2016 copyright by Stefan Wahle, Hamburg

1. Auflage 2016

Autor: Stefan Wahle

E-Mail: info@sw-sportbuch.de

Internet: www.sw-sportbuch.de

Fan-Page von Stefan Wahle bei Facebook.com:
http://www.facebook.com/Stefan.Wahle.Autor

Verlag und Herstellung:
BoD - Books on Demand, Norderstedt

ISBN: 978-3-7392-1511-2

Offizielles Lehrbuch

der

Sawah® Qigong und Taijiquan Gesellschaft

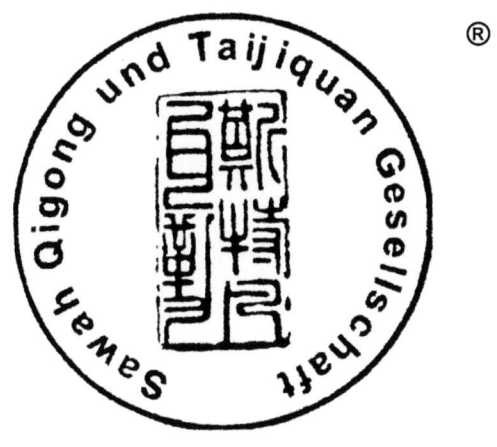

www.sawah-qigong.de

www.facebook.com/SawahQigong

Sport Awards 2011 der Martial Arts Association

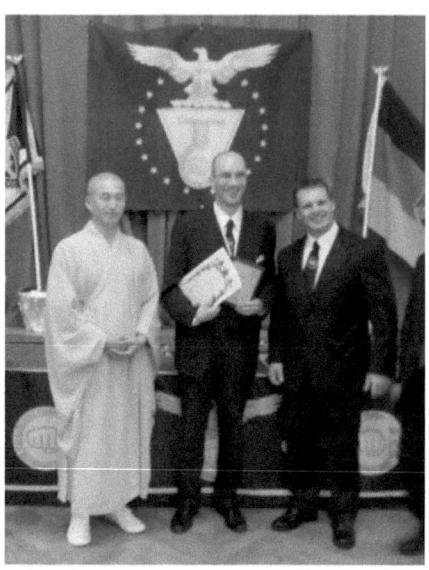

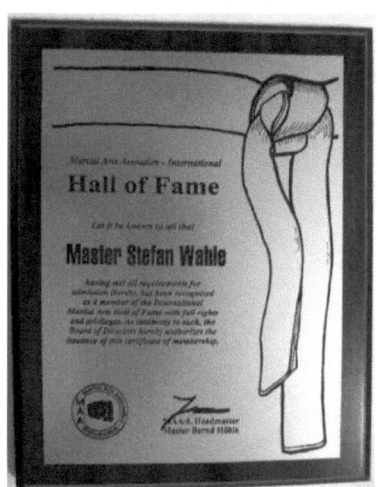
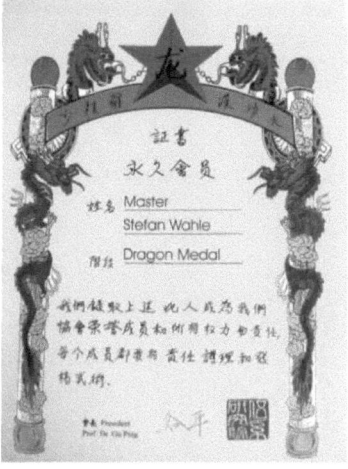

Aufnahme in die Hall of Fame und
Verleihung der Dragon Medal

Inhaltsverzeichnis

1. Einführung in Qi Gong

2. Grundhaltungen
2.1. Handhaltungen
2.2. Beinstellungen

3. Die Übungen „Yi Jin Jing"
3.1. Wei Tuo präsentiert den Stab 1
3.2. Wei Tuo präsentiert den Stab 2
3.3. Wei Tuo präsentiert den Stab 3
3.4. Einen Stern pflücken und dem Himmel darreichen
3.5. Neun Kühe an ihren Schwänzen ziehen
3.6. Der Drache zeigt seine Klauen und der Phönix spreizt seine Flügel
3.7. Neun Geister ziehen Schwerter
3.8. Drei Teller fallen zu Boden
3.9. Der schwarze Drache zeigt seine Klauen
3.10. Der Tiger springt auf seine Beute
3.11. Sich dreimal zum Gruße verbeugen
3.12. Mit dem Schwanz wedeln
3.13. Abschlussübung und Abschlussposition

4. Buchempfehlungen

5. Über den Autor

6. Vorstellung der Gesellschaft

1. Einführung in Qi Gong

Qi Gong (ausgesprochen: Tschi Gung) beinhaltet Übungen, die den Energiefluss im Körper fördern und Blockaden lösen, um die Gesundheit zu erhalten, zu fördern oder wiederzuerlangen. Sie sind daher für kranke sowie für gesunde Menschen gleichermaßen geeignet und sinnvoll. Die positiven Wirkungen werden durch die Vereinigung von körperlicher und geistiger Bewegung zusammen mit Atemübungen erreicht. Das Ziel ist, dass der Trainierende mit sich in Zufriedenheit und Harmonie lebt. Dieser ausgewogene Zustand ist untrennbar mit der frei fließenden Energie, dem Qi, verbunden.

Qi bedeutet Lebensenergie, die ständig wieder aufgeladen werden muss.

Es gibt eine Vielzahl von Qigong-Übungen mit unterschiedlichen Ausprägungen. Dabei gibt es zwei Hauptkategorien. Auf der einen Seite die Übungen-in-Bewegung (Donggong) und auf der anderen Seite die Übungen-in-Ruhe (Jinggong). Das muskel- und sehnenstärkende Qigong gehört zum aktiven Donggong. Bewegtes Qigong ist für Anfänger leichter zu erlernen, da keine besondere Geisteskraft erforderlich ist. Es müssen lediglich eine Abfolge von gewissen Bewegungen zusammen mit der Atemtechnik erlernt werden. Jinggong, also Übungen in Ruhe, wird als schwerer erlernbar eingeschätzt aber gleichfalls auch als höherwertiger angesehen. Das Qi wird direkt durch die Vorstellungskraft geleitet. Hierbei wird eine Energiedurchdringung des Körpers erreicht, zu der keine sportliche Übung fähig ist. Hier zeigt sich der wahre Meister.

Qigong ist bei weitem keine rein chinesische Erfindung, da auch äußere Einflüsse aus dem indischen Yoga und dem tibetischen Buddhismus eine Rolle spielten.

Sie werden in verschiedenen Büchern und bei verschiedenen Meistern und Lehrenden Abweichungen von der hier vorgestellten Form finden. Die Grundprinzipien und Wirkungsweisen sind zwar immer gleich, jedoch finden sich Abweichungen in der Reihenfolge der Übungen sowie in Ausführungsdetails bis hin zu unterschiedlichen Hand- und Fausthaltungen. Es gibt nicht die eine richtige Urform, die es schon immer gab oder geben wird. Vielmehr durchlaufen die Übungen einen ständigen Wandel im Laufe der Zeit. Jeder Praktizierende muss seinen eigenen Weg finden und gehen. Insbesondere sollte jeder auf seine persönlichen Eigenheiten und Gegebenheiten Rücksicht nehmen. Dies gilt insbesondere für Ältere, Kranke oder körperlich Behinderte. Standtiefe, Dehnung und Bewegungsspannbreite (range of motion) sollten entsprechend angepasst werden.

Die hier vorgestellte Variante des muskel- und sehnenstärkenden Qigong ist an die offiziell vom chinesischen Sportministerium autorisierte Form angelehnt.

Der Legende nach kam um 500 n.Chr. der buddhistische Mönch Bodhidharma (Gründer des Zen-Buddhismus in China) aus Indien nach China und meditierte dort in einer Höhle des Berges Song in der Nähe des Shaolin Klosters neun Jahre lang. Danach unterrichtete er die Mönche des Klosters in den Übungen des Yi Jin Jing. Dies sollte dem Ausgleich der Belastungen stundenlanger Meditation und damit der Stärkung der Konstitution sowie des Erhaltens eines wachen Geistes dienen. Auch bei diesen speziellen Qigong-Übungen geht es um das Prinzip des An- und Entspannens von unterschiedlichen Muskeln, um den Fluss des Blutes und des Qi im Körper anzuregen. Die Muskeln werden des Weiteren gedehnt, wodurch sich die Beweglichkeit verbessert.

Obwohl es sich um lediglich 12 Übungen handelt, ist die Ausführung zu Anfang ungewohnt und der Fluss der Bewegungen ist nicht leicht zu erreichen. Nehmen Sie sich kleine Teilziele vor. Üben Sie jeden Tag eine der Übungen ein, mit der Sie sich dann ausführlich beschäftigen. Fangen Sie am ersten Tag mit Übung Nr. 1 an. Am zweiten Tag üben sie ausführlich Übung Nr. 2 und am Schluss wiederholen Sie Übung Nr. 1 und Nr. 2 hintereinander. Fahren Sie so lange damit fort, bis Sie alle Übungen kennengelernt haben. Dann sollten Sie die Form täglich mindestens einmal praktizieren, je nach persönlicher Präferenz morgens oder abends. Sie werden sehen, wie schnell sich positive Auswirkungen auf Ihre Gesundheit und Ihr Wohlbefinden einstellen werden. Sie sollten auf alle Fälle darauf achten, mindestens 2 Stunden vor den Übungen keine Nahrung mehr zu sich zu nehmen, da ein voller Bauch die Atmung und Bewegung behindert und das Qi keinen Platz in ihm hat. Außerdem verbraucht die Verdauung wichtiges Qi, so dass weniger für Qigong zur Verfügung steht. Nach den Übungen sollten Sie noch eine halbe Stunde verstreichen lassen, bis Sie wieder Nahrung zu sich nehmen, da die Übungen noch nachwirken.

Die Übungen haben positive Auswirkungen auf die Atmungsorgane und Gliedmaßen. Gelenke werden beweglicher, die Nerven gestärkt sowie das Gleichgewichtsempfinden verbessert. Das Immunsystem und das Herz-Kreislaufsystem werden ebenso positiv beeinflusst.

Für die Übungen ist ein Körperpunkt sehr wichtig, auf den später noch Bezug genommen wird. Dabei handelt es sich um das untere Dantian (ausgesprochen: Dantien; das Elixierfeld des langen Lebens und der Weisheit). Es ist ein Energiezentrum, das etwa 5 cm unterhalb des Bauchnabels im Bauch liegt. Wenn Sie die Hände mit den Oberkanten zwei Finger breit unterhalb des Bauchnabels platzieren, liegen die Hände genau darauf. Wenn allgemein vom Dantian gesprochen wird, ist meist das untere Dantian gemeint, obwohl es auch noch das obere und mittlere Dantian gibt, was hier der Vollständigkeit halber erwähnt werden soll. Dieses Energiereservoir speichert Qi und pumpt es durch den Körper.

Der Ablauf der Übung sollte langsam aber fließend erfolgen. Auf den Ablauf der Atmung, insbesondere wann ein- und wann ausgeatmet werden soll, wird bei der

Vorstellung der jeweiligen Einzelübung hingewiesen. Grundsätzlich praktizieren wir die sogenannte Bauchatmung, bei der durch die Nase tief in die Brust und dann in den Bauch eingeatmet wird. Der Bauch wölbt sich dabei wie eine Kugel nach außen. So nutzen wir das volle Lungenvolumen aus, belüften unsere Lunge optimal und führen unserem Körper den größtmöglichen Sauerstoff zu.

Ich habe diese Einführung so kurz wie möglich gehalten und verzichte mit Absicht auf endlose theoretische Ausführungen zum Qigong und der traditionellen chinesischen Medizin. Das haben viele andere Bücher in ganzer Bandbreite schon getan und ich wollte nicht noch ein Buch veröffentlichen, das die ersten 150 Seiten das gleiche Thema zum x-ten Male auswalzt. Hier geht es in erster Linie um die Vorstellung und das Erlernen der Form.

Ich habe versucht, möglichst jeden kleinen Zwischenschritt im Bild festzuhalten und zu umschreiben, so dass allein mit diesem Buch ein Kennenlernen und eine Rohpraktizierung der Form möglich sein sollten. Der letzte Feinschliff kann dann durch die Unterrichtung eines erfahrenen Meisters eines anerkannten Verbandes erfolgen. Dieses Buch sollte also als Vorbereitung oder Begleiter zu einem Kurs gesehen werden, was ja letztendlich für jedes Lehrbuch gilt.

Ich wünsche viel Spaß und Erfolg beim Üben!

2. Grundhaltungen
2.1. Handhaltungen
Die Faust

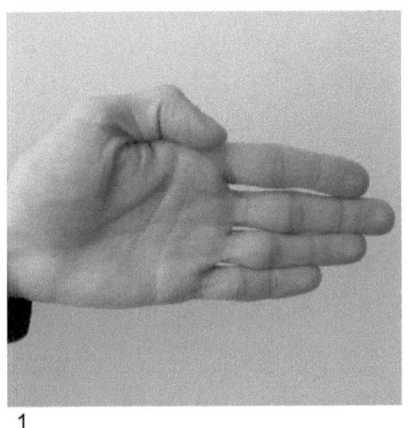
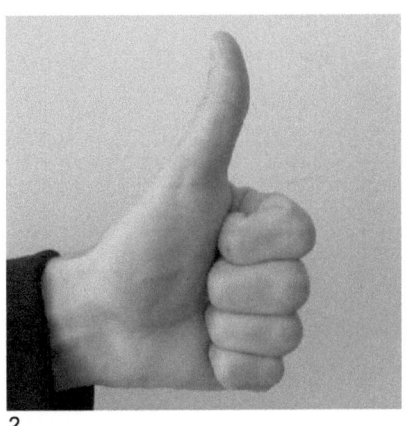

1 2

Das richtige Formen einer Faust ist in allen Kampfkünsten eine der wichtigsten Grundlagen, allein schon, um eigene Verletzungen zu vermeiden. Als erstes werden die vier Finger eingerollt.

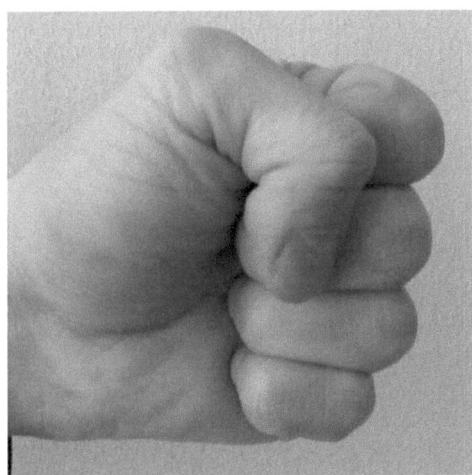

3

Sind die vier Finger eingerollt, wird der Daumen an der Seite mit angewinkelten Gelenken angelegt.

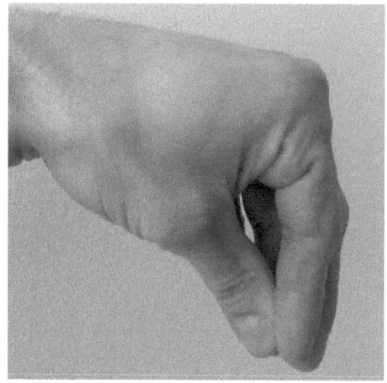

4

Die Hakenhand

Die Fingerspitzen der nach unten gestreckten Finger berühren sich. Das Handgelenk ist gebeugt.

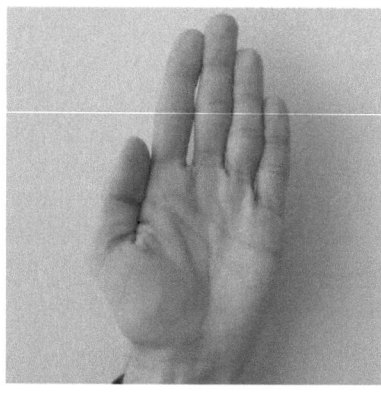

5

Das Weidenblatt

Bei der Handhaltung „Weidenblatt" sind die vier Finger gestreckt und liegen eng zusammen. Der Daumen ist angelegt.

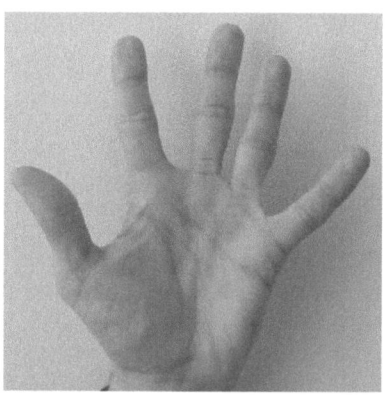

6

Das Lotusblatt

Beim „Lotusblatt" sind alle Finger gestreckt und möglichst weit voneinander abgespreizt.

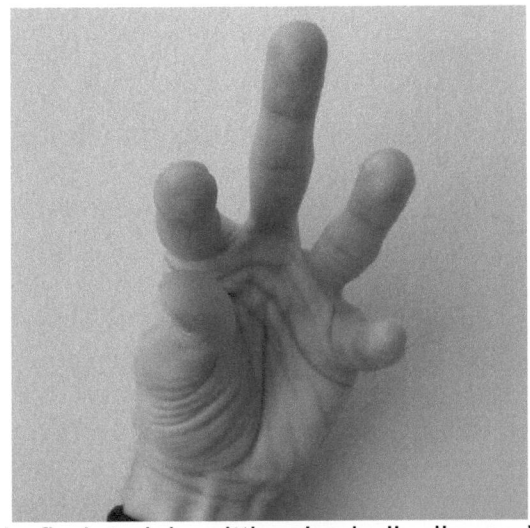

7

Die Drachenklaue

Die Finger werden gestreckt und in der Form gespreizt, dass Daumen, Zeige-, Ringfinger und kleiner Finger ein Viereck bilden. Der Mittelfinger befindet sich mittig oberhalb dieses Vierecks. Die Finger zeigen mit den Spitzen in die gleiche Richtung nach vorne.

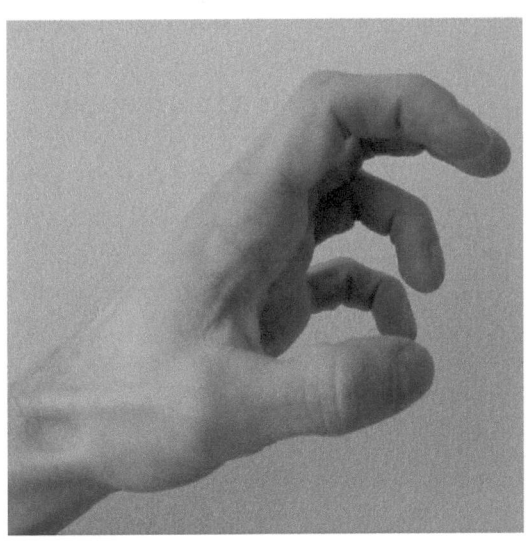

8

Die Tigerpfote

Die Hand ist geöffnet, die Finger sind gespreizt und in den ersten beiden Gliedern leicht gebeugt.

2.2. Beinstellungen

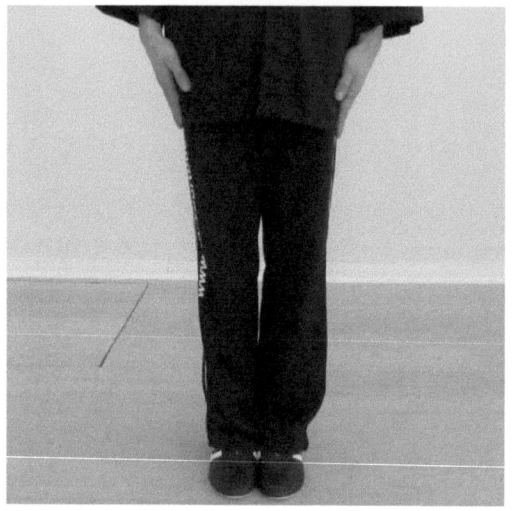

Ausgangsstellung

Bei der Ausgangsstellung stehen beide Füße zusammen und zeigen nach vorne. Die Knie sind durchgestreckt. Die Arme hängen rechts und links am Körper anliegend herab. Das Körpergewicht ist gleichmäßig auf beide Beine verteilt. Der Blick ist nach vorne gerichtet.

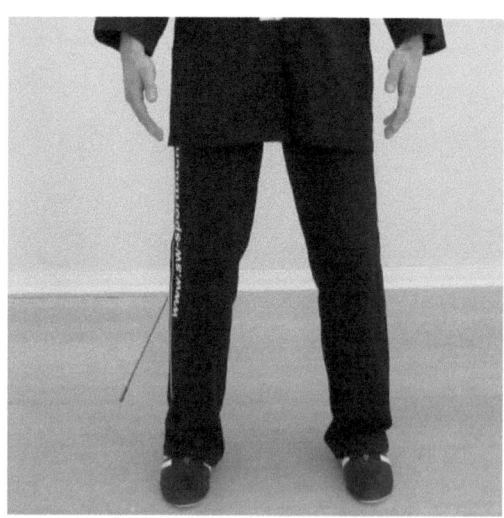

Neutralstellung

In der Neutralstellung stehen die Füße etwa schulterbreit auseinander und zeigen nach vorne. Die Knie sind leicht gebeugt. Das Körpergewicht ist gleichmäßig auf beide Beine verteilt.

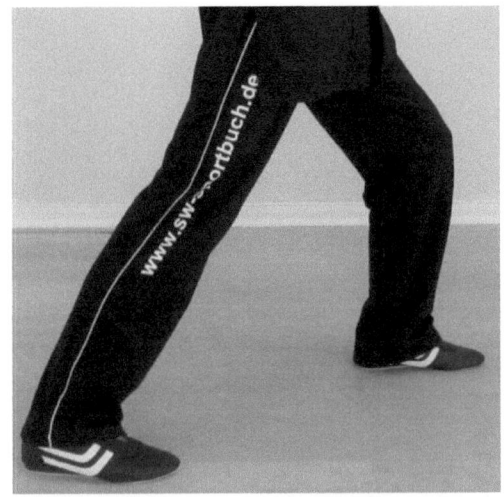

11
Bogenstellung
Beide Füße stehen einen großen Schritt diagonal auseinander, wobei die Zehen nach vorne gerichtet sind. Das vordere Bein ist im Knie 135° angewinkelt und trägt 60% des Körpergewichtes. Das hintere Bein ist durchgestreckt und trägt 40% des Gewichtes.

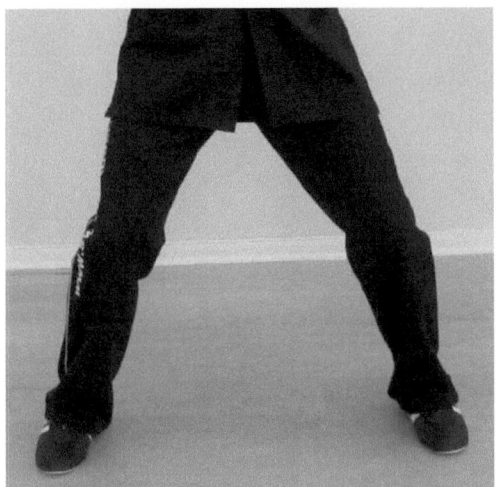

12
Reiterstellung
Bei der Reiterstellung stehen die Füße nahezu mit doppelter Schulterbreite auseinander und die Zehen zeigen nach vorne. Die Knie sind stark gebeugt. Das Körpergewicht ist gleichmäßig auf beide Beine verteilt. Der Körperschwerpunkt wird tief abgesenkt. Der Rücken ist gerade, der Hals gestreckt und der Blick nach vorne gerichtet.

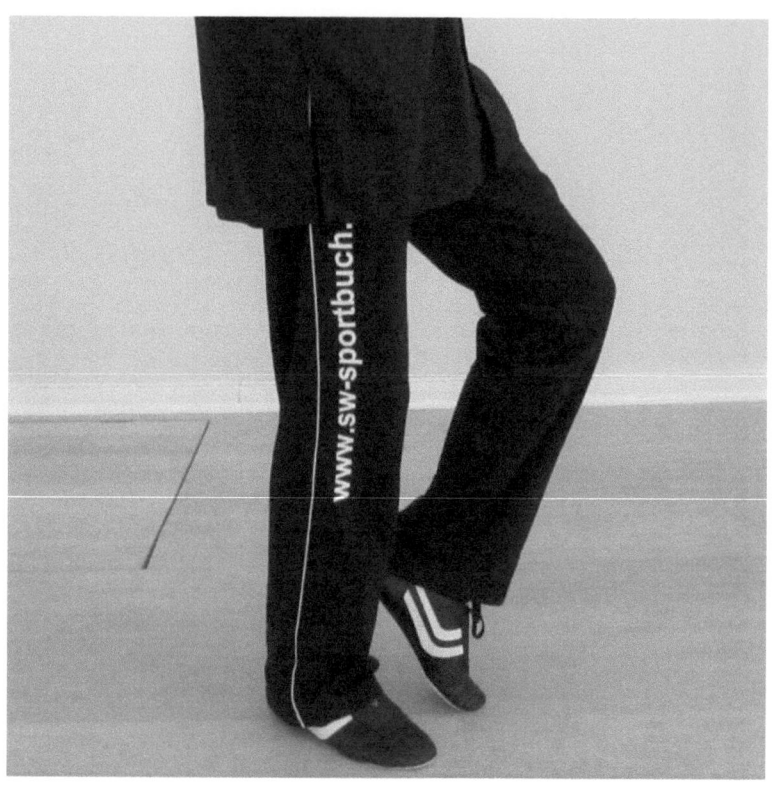

T-Stellung

Der rechte Fuß ist mit der kompletten Fußsohle aufgesetzt (Hauptstandbein). Die Zehen zeigen in einem 45°-Winkel nach rechts-außen. Das rechte Knie ist nur leicht gebeugt.
Der linke Fuß steht mit angehobener Ferse auf den Zehen ca. 10 cm neben der Spitze des anderen Fußes. Das linke Knie ist ca. 135° gebeugt.
Hier wurde die linke T-Stellung beschrieben.

3. Die Übungen „Yi Jin Jing"
3.1. Wei Tuo präsentiert den Stab 1

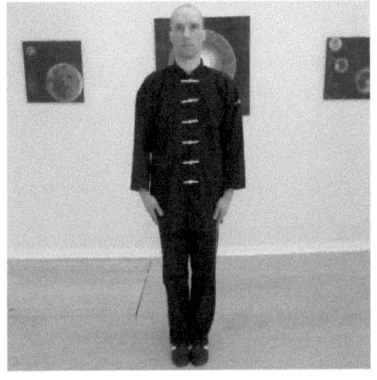
14

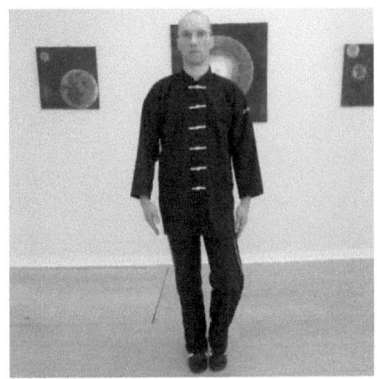
15

Wir starten in der Ausgangsstellung. Wir verlagern zunächst das Körpergewicht auf das rechte Bein, winkeln das linke Knie an und rollen den linken Fuß von der Ferse beginnend auf den Fußballen hoch. (14 - 15)

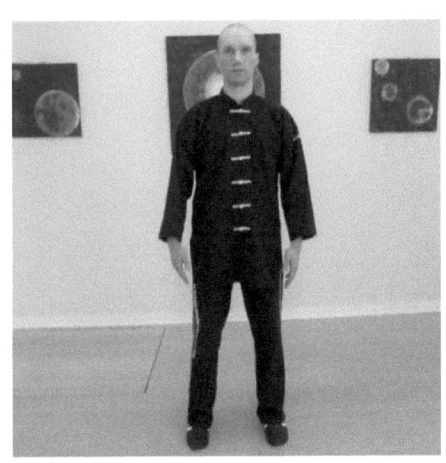
16

Der linke Fuß wird angehoben und schulterbreit auf dem Fußballen nach links abgesetzt. Der Fuß wird vom Ballen beginnend zur Ferse abgerollt bis die gesamte Sohle aufliegt. Dann wird das Gewicht gleichmäßig auf beide Beine verteilt. Wir befinden uns in der Neutralstellung.

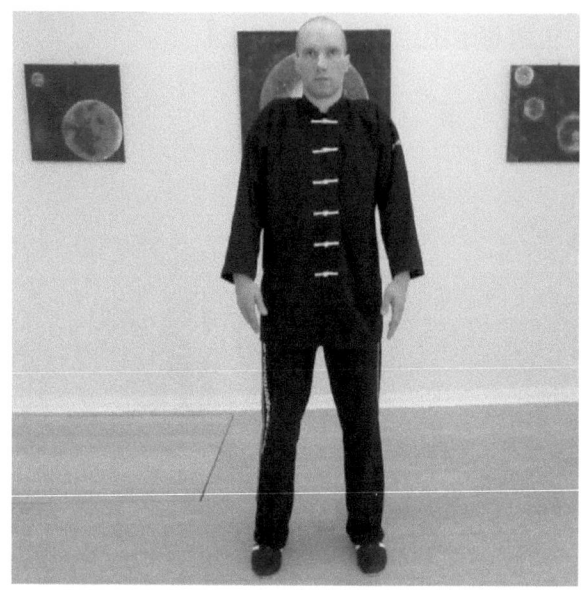

17

Der Blick ist nach vorne gerichtet.

Wir bewegen beide Schultern synchron nach vorne und dann nach oben.

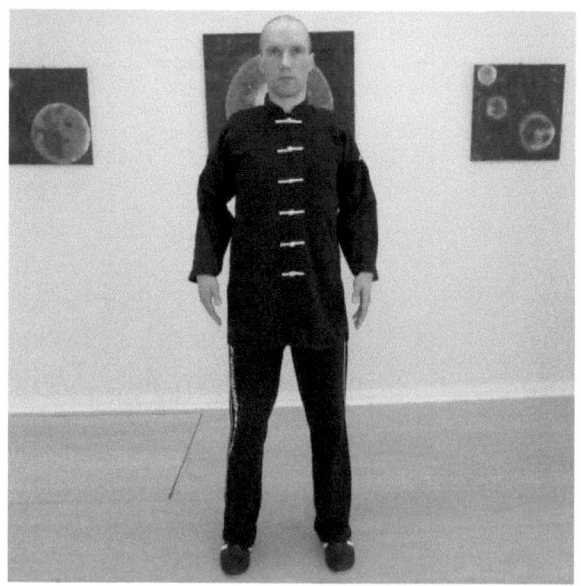

18

Wir kreisen die Schultern weiter nach hinten und wieder nach unten.

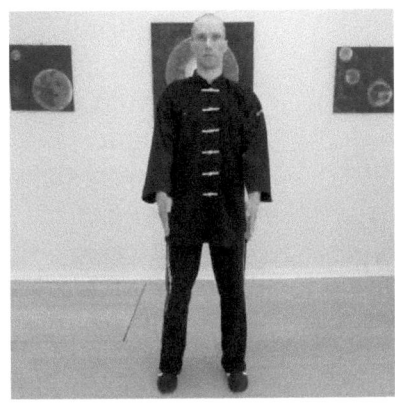
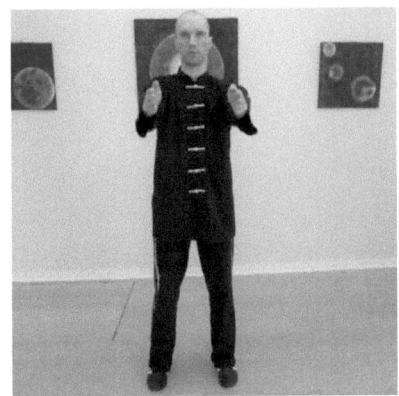

19 20
Sind die Schultern unten angekommen, werden die gestreckten Arme mit aufeinander zeigenden Handinnenflächen parallel bis in Schulterhöhe angehoben. Die Fingerspitzen zeigen nach vorne.

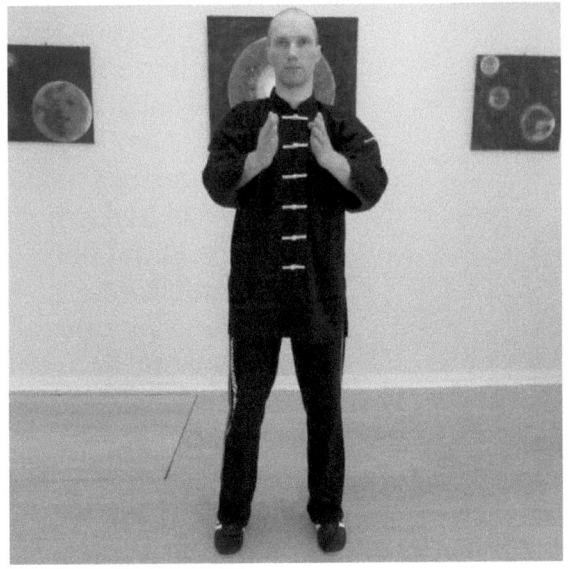

21

Die Ellenbogen werden angewinkelt und die Hände einander sowie dem Körper angenähert.

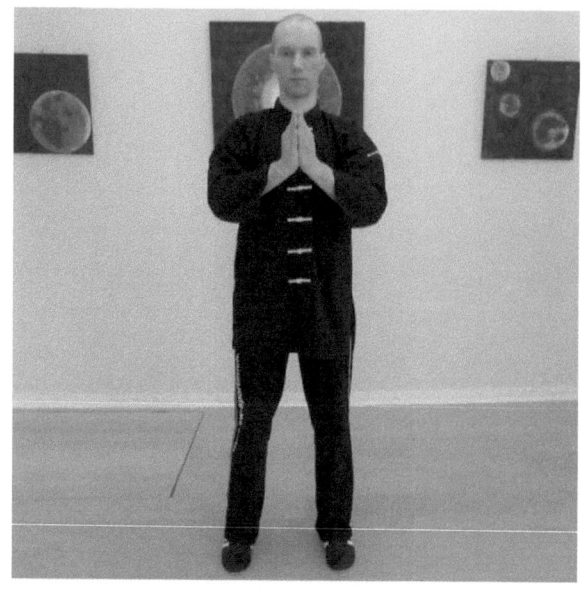

22
Die Hände werden zusammengeführt und berühren sich, wobei zwischen den Händen ein leichter Hohlraum gebildet wird. Wir <u>atmen</u> ruhig und gleichmäßig durch die Nase.

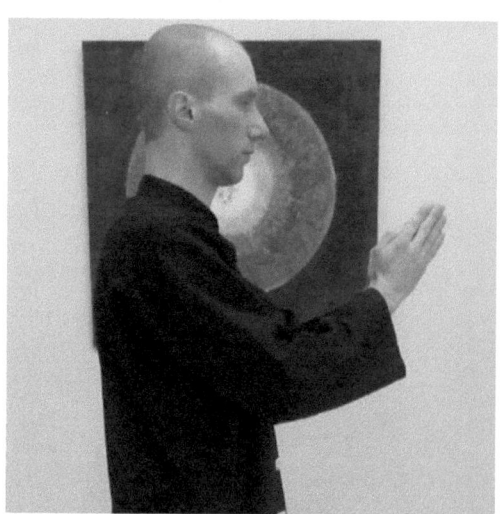

23 seitliche Ansicht von 22
Im Ellenbogengelenk haben wir einen Winkel von ca. 90°. Die Finger zeigen schräg nach vorne-oben. Der Blick ruht auf den Fingerspitzen, während wir unsere Gedanken sammeln. Die Schultern sind entspannt und die Achselhöhlen werden frei gehalten. Wir stellen uns vor, dass jeweils ein kleiner Vogel darin nisten würde.

3.2. Wei Tuo präsentiert den Stab 2

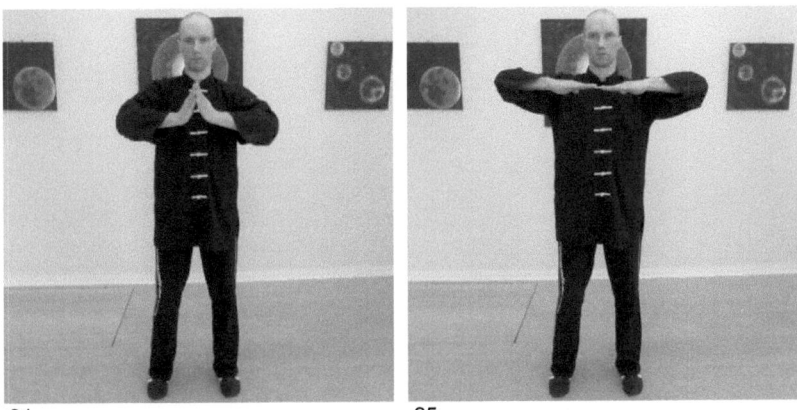

24 25
Wir lösen die Hände beginnend von den Handballen voneinander und heben die Ellenbogen bis auf Schulterhöhe an. Die Fingerspitzen der beiden Hände sind in der Position des Bildes 25 aufeinander gerichtet.

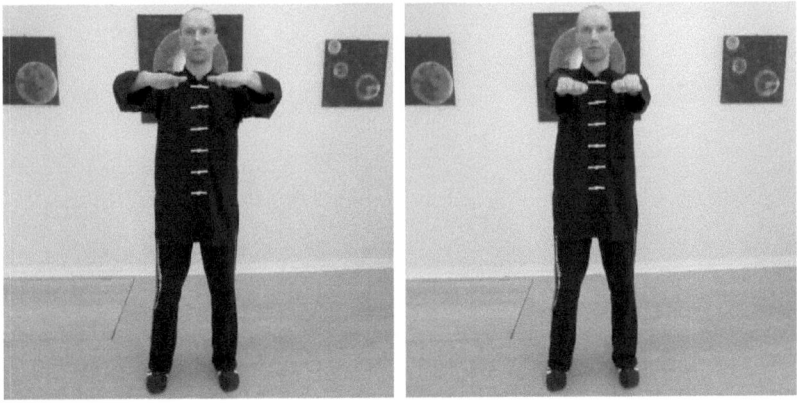

26 27
Wir streckten die Arme auf Schulterhöhe mit den Fingern nach vorne. Die Handinnenflächen zeigen die ganze Zeit zum Boden.

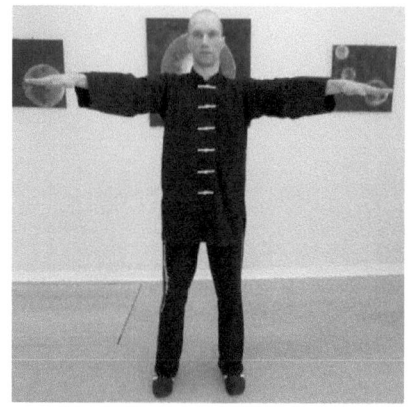
28

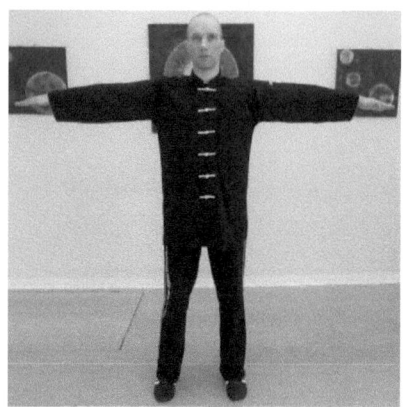
29

Die gestreckten Arme werden beidseitig nach außen geführt.

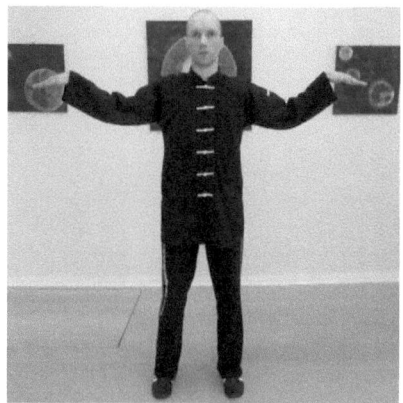
30

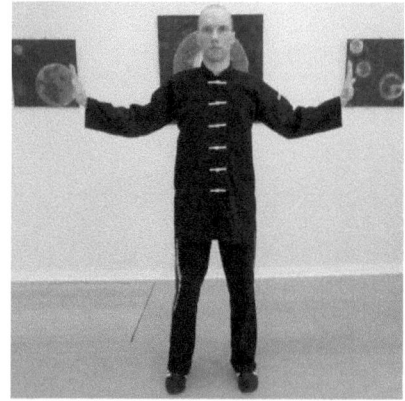
31

Wir beugen leicht die Ellenbogen und ziehen so die Arme zu uns heran, bevor wir sie in einer wellenartigen Bewegung mit angewinkelten Händen wieder nach außen strecken.

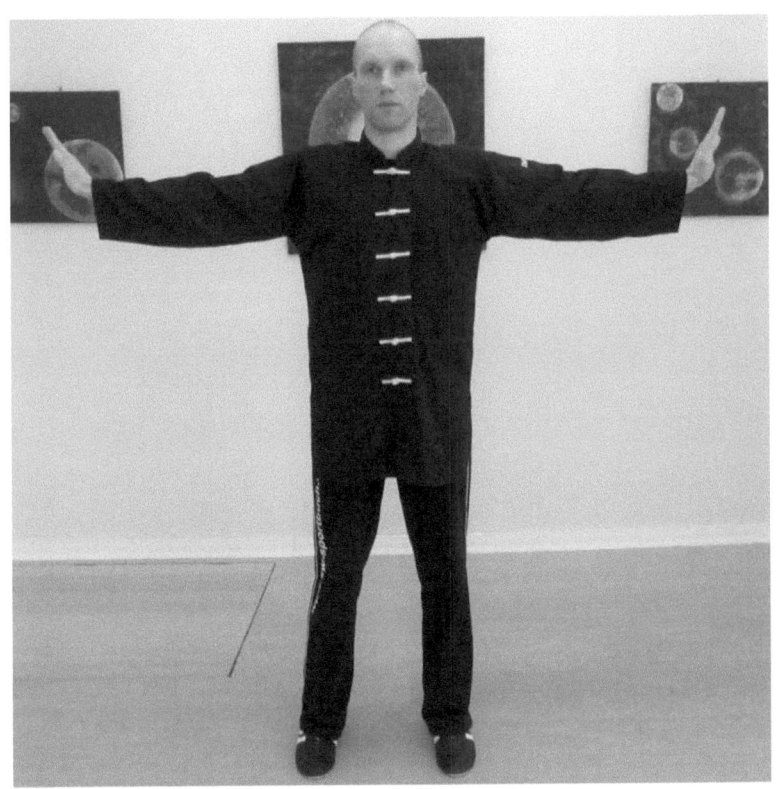

32

In der Endposition sind die Ellenbogengelenke nur noch leicht gebeugt, die Hände sind maximal aufgerichtet und die Handinnenflächen zeigen zu beiden Seiten nach außen. Durch die wellenartige <u>Streckbewegung</u> der Arme, bei der <u>eingeatmet</u> wird, werden die Meridiane (Energieleitbahnen) gedehnt und der Energiefluss angeregt. Wir verlagern das Gewicht in den vorderen Teil der Füße und krallen unsere Zehen in den Boden. Unser Blick geht in die Ferne.

3.3. Wei Tuo präsentiert den Stab 3

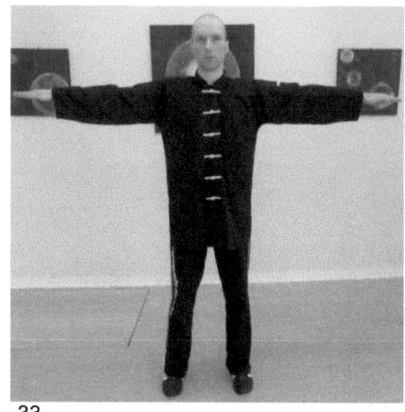
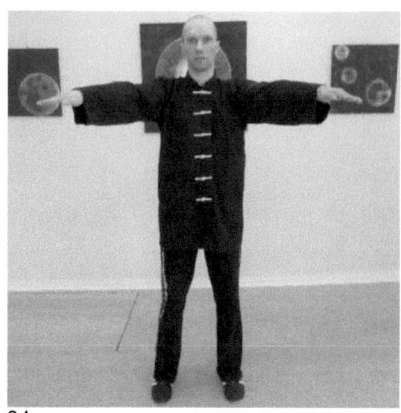

33   34

Wir entspannen die Handgelenke und bringen die Hände in eine Linie mit den Armen, bevor wir die gestreckten Arme wieder in Schulterhöhe nach vorne schwenken.

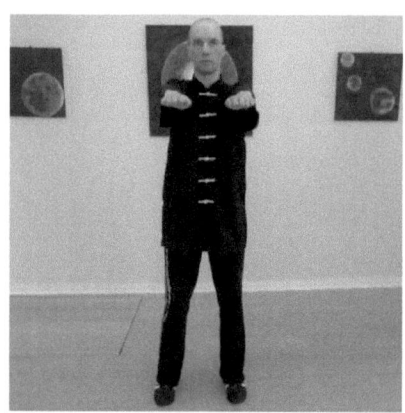
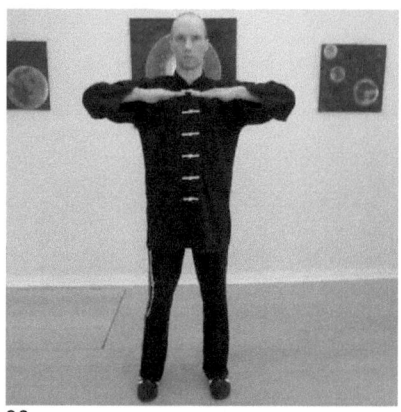

35   36

Sind die Arme in eine parallele Position gebracht (Bild 35), werden die Ellenbogengelenke angewinkelt und die Hände vor den Oberkörper gebracht, bis die Fingerspitzen aufeinander zeigen, sich jedoch nicht berühren.

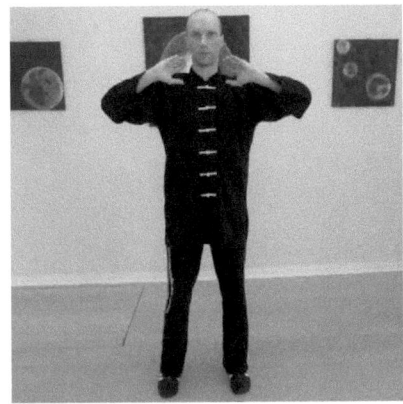 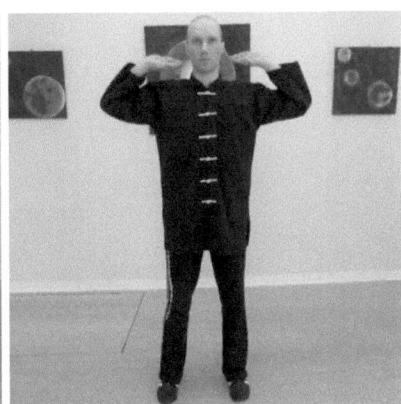

37 38

Die Hände formen das sogenannte „Tigermaul" (indem die Daumen abgespreizt werden) und werden nach vorne aufwärts bewegt, bis sie sich mit nach oben zeigenden Handinnenflächen jeweils links und rechts vom Kopf befinden. Die Daumen liegen vor den Ohren.

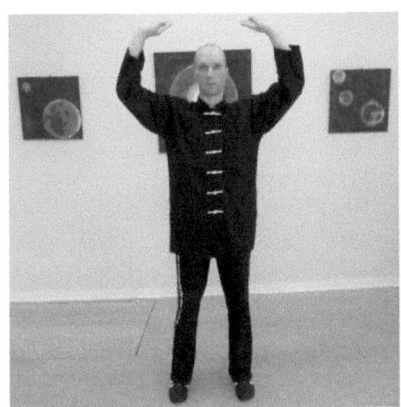 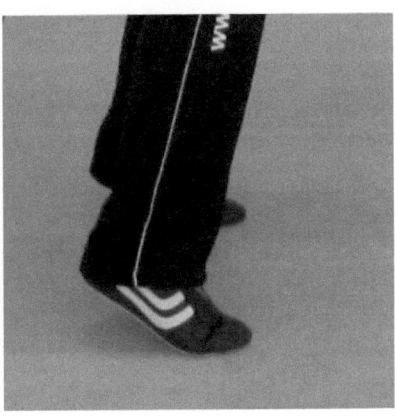

39 40

Wir strecken die Arme senkrecht nach oben in den Himmel und heben dabei beide Fersen an.

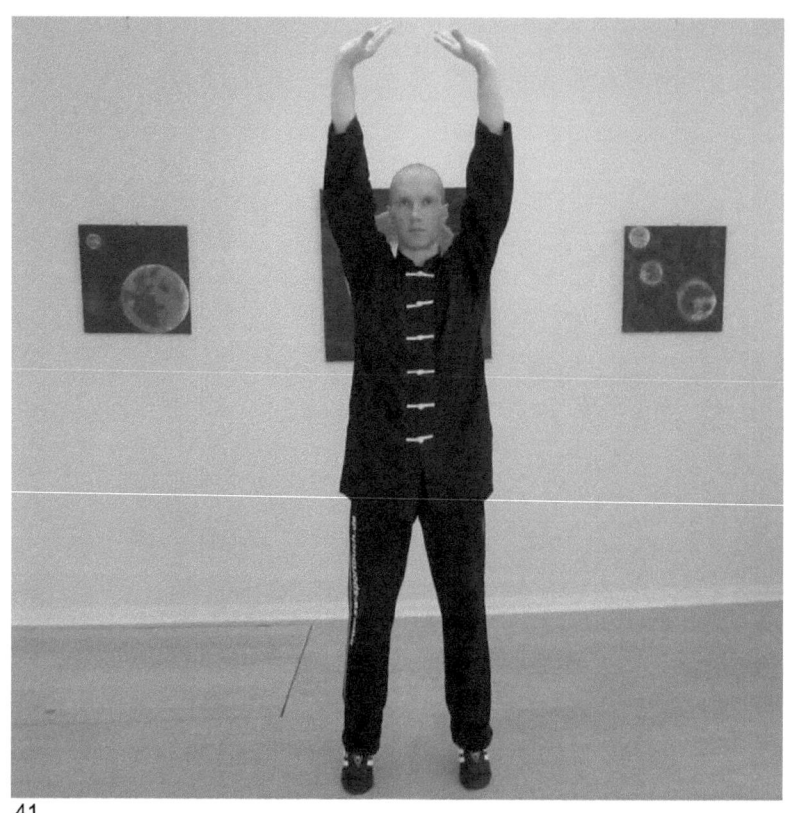

41

Während wir den Körper insgesamt <u>strecken</u> wird <u>eingeatmet</u>. In der Endposition stehen wir auf den Fußballen und haben die Arme maximal nach oben gestreckt. Die Hände formen immer noch das „Tigermaul" und die Handinnenflächen zeigen zum Himmel. Die Fingerspitzen zeigen zueinander. Der Blick ist nach vorne gerichtet. Diese Position wird einen Moment gehalten. Durch das Anheben der Fersen und die Dehnung des Oberkörpers wird die Qi- und Blut-Zirkulation angeregt.

3.4. Einen Stern pflücken und dem Himmel darreichen

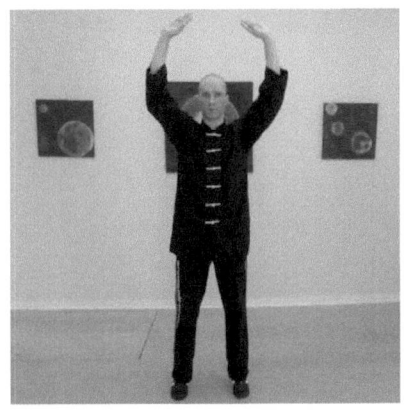 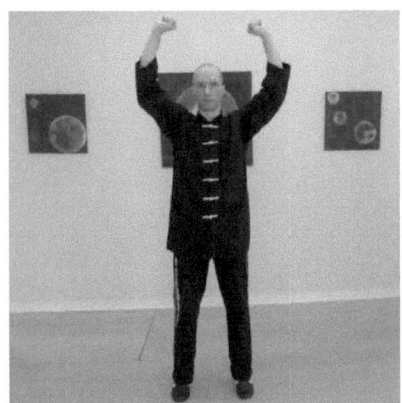

42   43

Wir lassen die Arme sinken, indem wir die Ellenbogengelenke anwinkeln. Unsere Hände bilden Fäuste mit nach außen zeigenden Handkanten.

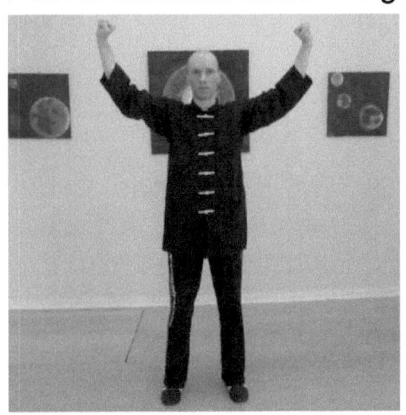 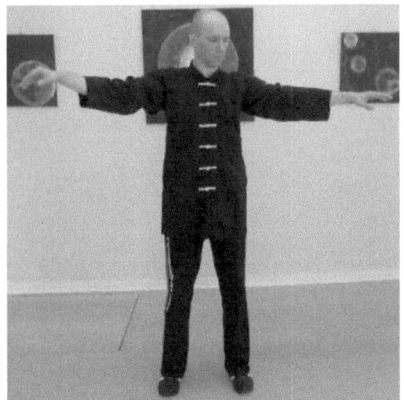

44   45

Die Arme werden weiter abgesenkt, die Hände öffnen sich und wir setzen die Fersen wieder auf den Boden. Während der Abwärtsbewegung der Arme <u>atmen</u> wir <u>aus</u>.

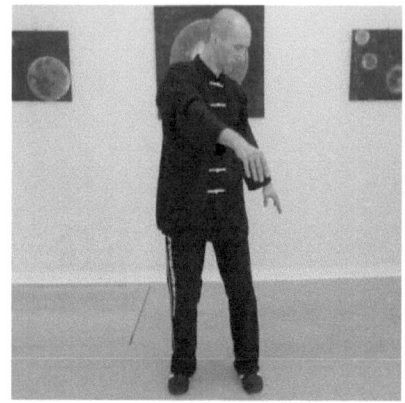
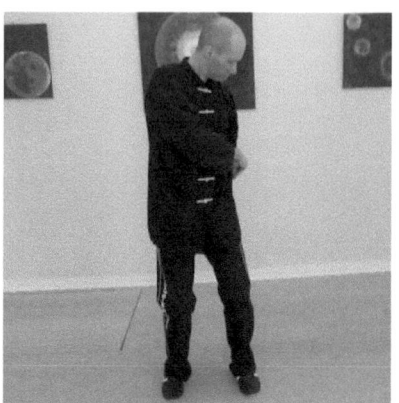

46 47

Wir drehen unseren Oberkörper nach links ein, beugen die Knie und formen mit der rechten Hand eine Hakenhand (siehe Bild 4 auf Seite 12), mit der wir an unserer linken Hüfte „den Stern pflücken". Unser Blick ist auf die Hakenhand gerichtet. Die linke Hand legen wir mit der Handrückseite und nach rechts zeigenden Fingern auf die Lendenwirbelsäule, wie Bild 57 nur andersherum.

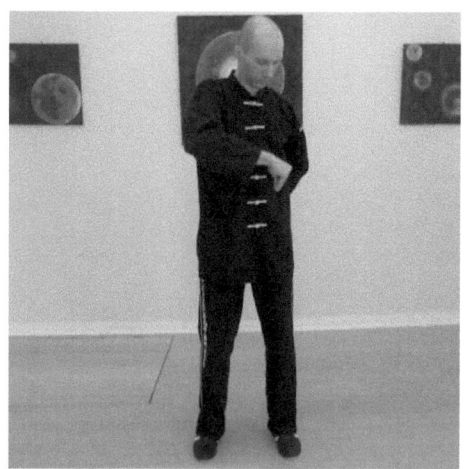

48

Wir beginnen, die rechte Hand mit dem gepflückten Stern vor unserem Körper anzuheben. Unsere Augen begleiten die Handbewegung. Während der Aufwärtsbewegung <u>atmen</u> wir <u>ein</u> und strecken die Knie.

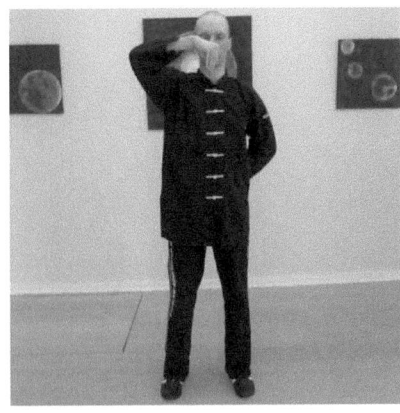 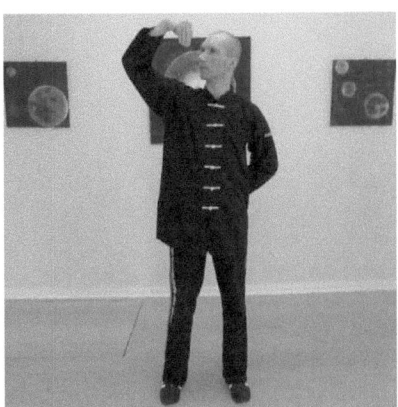

49 50
Die Hand wird bis nach rechts-oben über den Kopf angehoben.

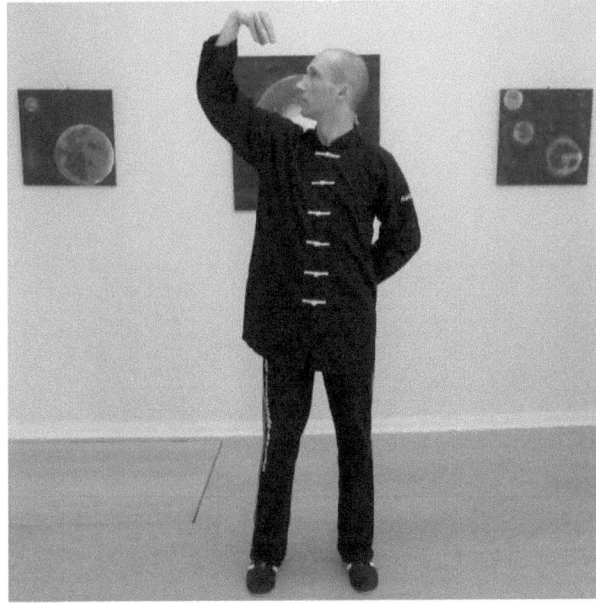

51
Oben angekommen, wird die Hakenhand entspannt und leicht geöffnet. „Der Stern wird dem Himmel dargereicht." Hier verweilen wir einen Moment.

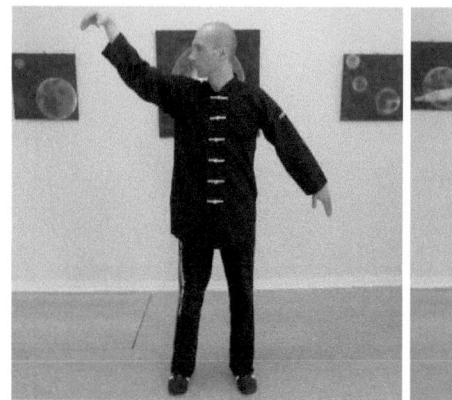
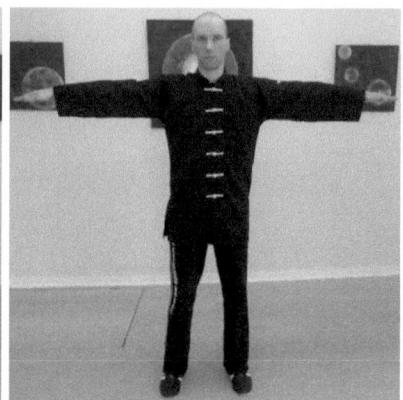

52 53
Die Hände verlassen ihre Positionen und werden links und rechts vom Körper auf Schulterhöhe in eine Linie mit den Armen gebracht.Die Handflächen zeigen nach unten.

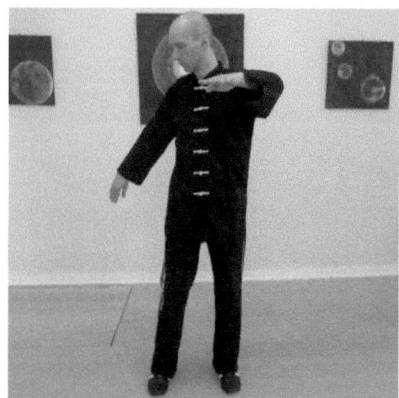
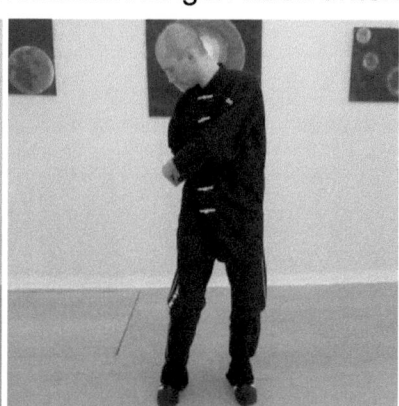

54 55
Dann drehen wir uns zur rechten Seite ein und pflücken den Stern mit der linken Hakenhand an unserer rechten Hüfte. Dabei gehen wir wieder in die Knie und <u>atmen</u> <u>aus</u>. Unser Blick folgt der Bewegung der linken Hand.

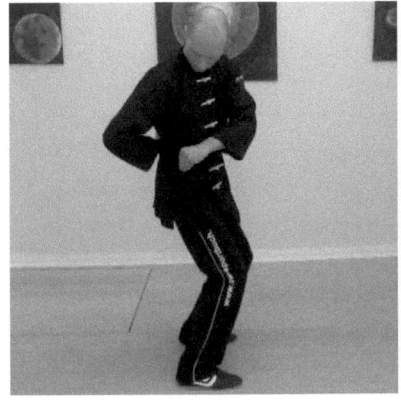
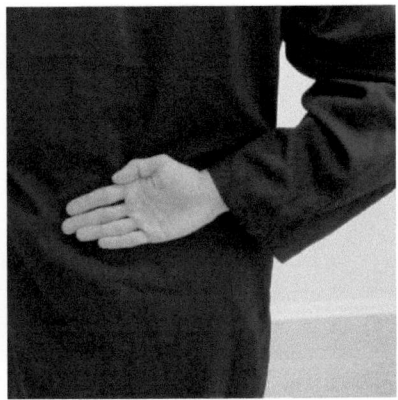

56 seitliche Ansicht von Bild 55   57 rückwärtige Ansicht von Bild 55

Unsere rechte Hand legen wir gleichzeitig mit dem Handrücken und nach links zeigenden Fingern auf die Lendenwirbelsäule.

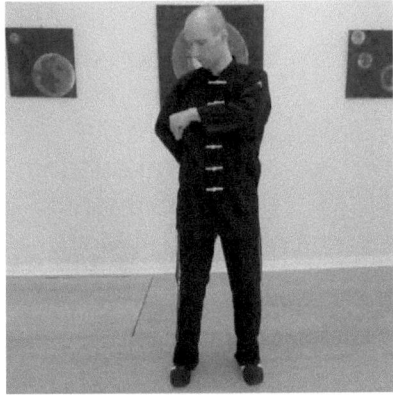
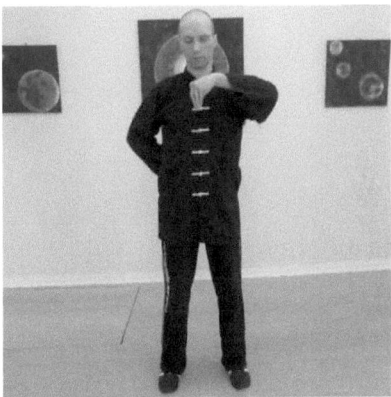

58   59

Wir beginnen, die linke Hand mit dem gepflückten Stern vor unserem Körper anzuheben. Unsere Augen begleiten die Handbewegung. Während der Aufwärtsbewegung <u>atmen</u> wir <u>ein</u> und strecken die Knie.

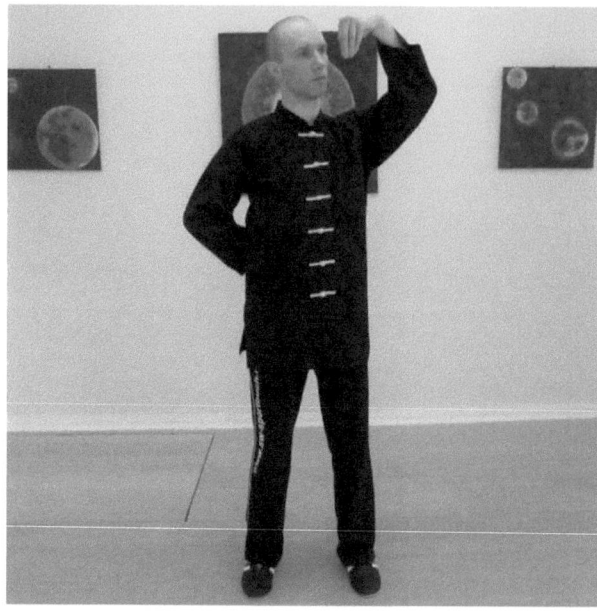

60

Die Hand wird bis nach links-oben über den Kopf angehoben.

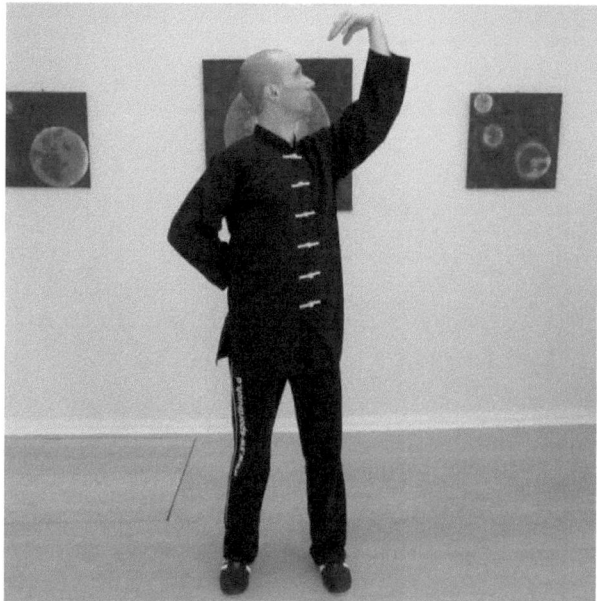

61

Oben ange-kommen, wird die Hakenhand entspannt und leicht geöffnet. „Der Stern wird dem Himmel dargereicht." Hier ver-weilen wir einen Moment.

3.5. Neun Kühe an ihren Schwänzen ziehen

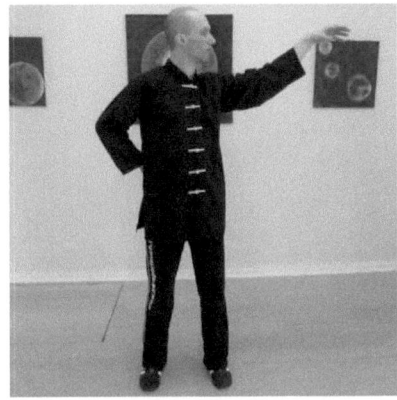
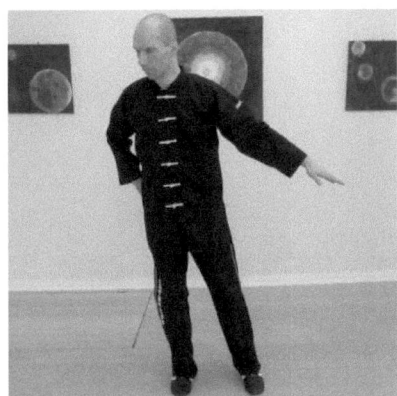

62 63

Wir lassen die linke Hand sinken und verlagern unser Körpergewicht auf das rechte Bein.

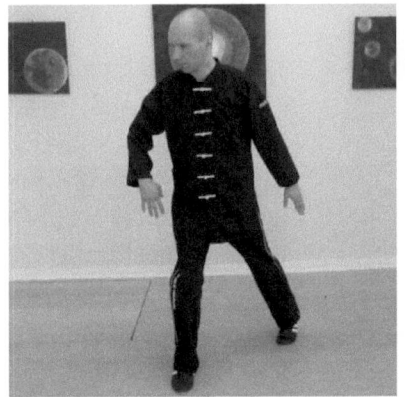
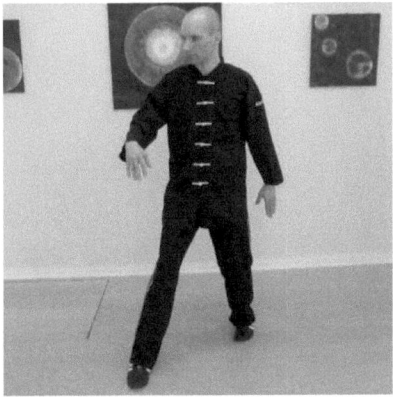

64 65

Wir setzen das linke, entlastete Bein einen weiten Schritt etwa 45° nach links-hinten. Die vordere Fußspitze drehen wir nach rechts-außen (Drehpunkt: Ferse).

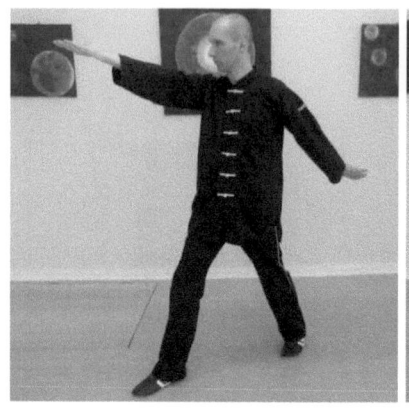
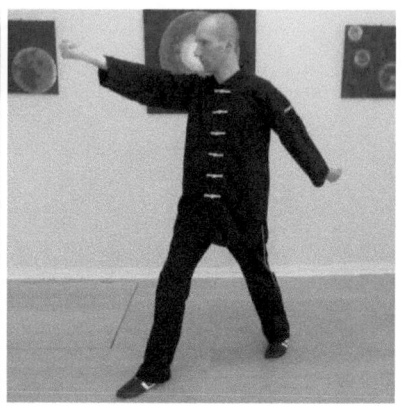

66 67

Wir begeben uns in die rechte Bogenstellung und strecken den rechten Arm nach rechts-vorne-oben und den linken Arm nach links-hinten-unten. Dabei zeigen beide Handinnenflächen nach oben (Bild 66). Dann bilden wir mit beiden Händen Fäuste (Bild 67).

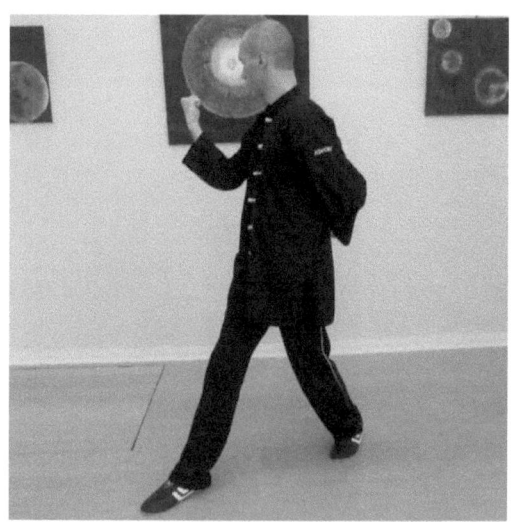

68

Wir verlagern das Gewicht auf das hintere, linke Bein, drehen den Oberkörper nach rechts und winkeln beide Arme ca. 90° an. Dabei <u>atmen</u> wir <u>aus</u>. Der Blick ist auf die rechte Faust gerichtet, die nach innen gedreht wird. Die linke Faust dreht zum Rücken.

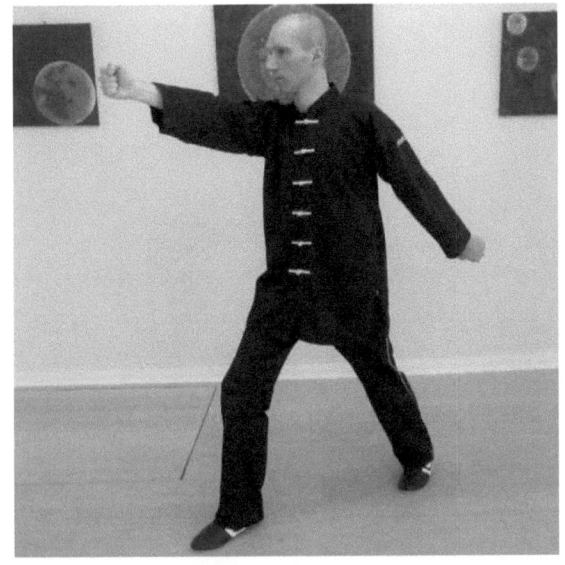

69
Nach kurzer Verweildauer in Position 68 drehen wir den Oberkörper wieder nach links und begeben uns durch Gewichtsverlagerung in die rechte Bogenstellung. Dabei strecken wir die rechte Vertikalfaust nach rechts-vorne und die linke Faust nach links-hinten. Bei der Bewegung wird <u>eingeatmet</u>.

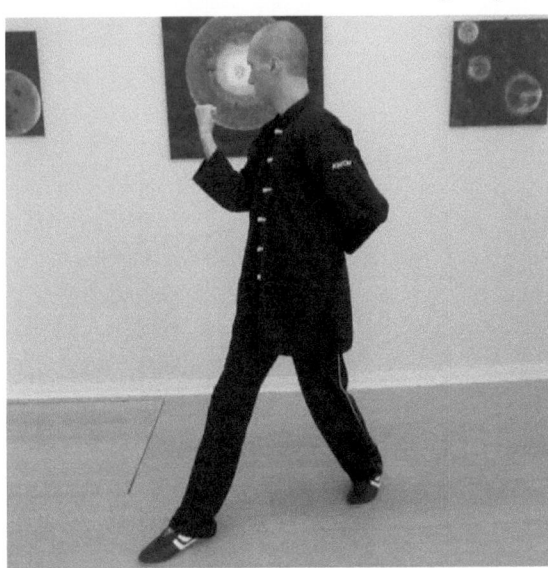

70
Wir „ziehen noch einmal die Kühe" und <u>atmen</u> dabei <u>aus</u>. Bei der Gewichtsverlagerung nach hinten wird das linke Bein gebeugt und das rechte Bein wird nahezu gestreckt.

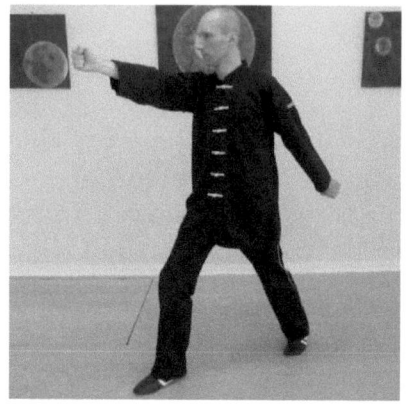
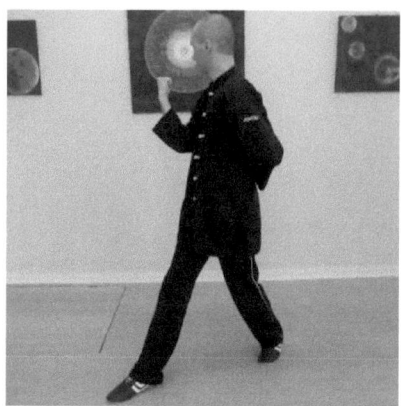

71 72

Wir strecken die Arme erneut und gehen in die Bogenstellung (Bild 71). Hier kurz verweilen und wieder „die Kühe ziehen" mit <u>Ausatmung</u> (Bild 72).

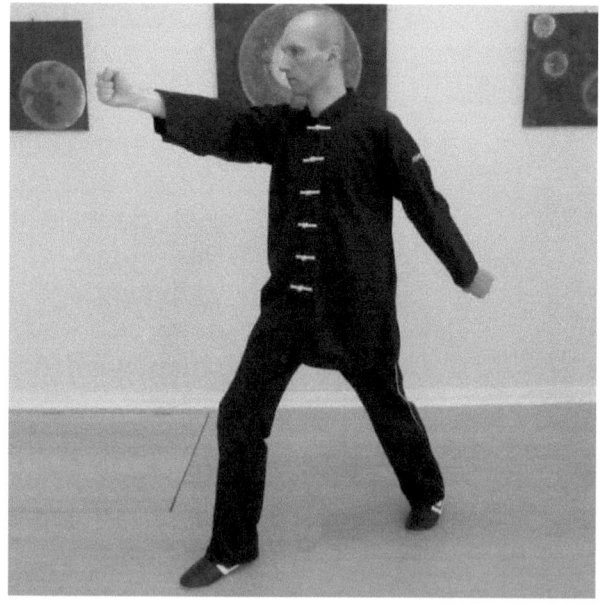

73
Die Bewegung mit Eindrehen, Gewichtsverlagerung und Anwinkeln/ Strecken der Arme in Verbindung mit der Atmung wird insgesamt 3 Mal durchgeführt.

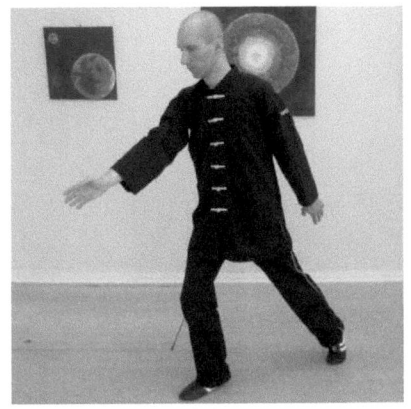
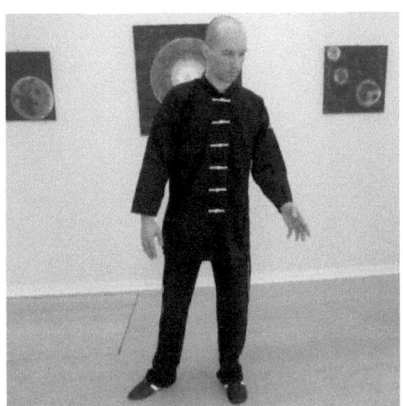

74 75

Nach der dritten Wiederholung öffnen wir die Hände, lassen diese sinken und verlagern das Gewicht auf das vordere Bein (Bild 74). Wir setzen den entlasteten, linken Fuß in den Parallelstand (Bild 75).

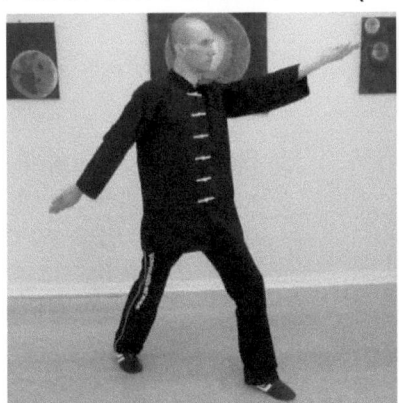
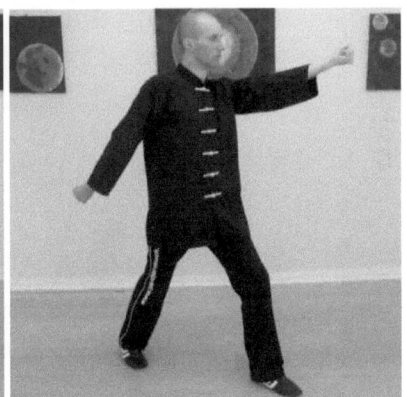

76 77

Wir verlagern das Gewicht auf das linke Bein, setzen den rechten Fuß nach rechts hinten 45° in die linke Bogenstellung, strecken die Arme und bilden Fäuste.

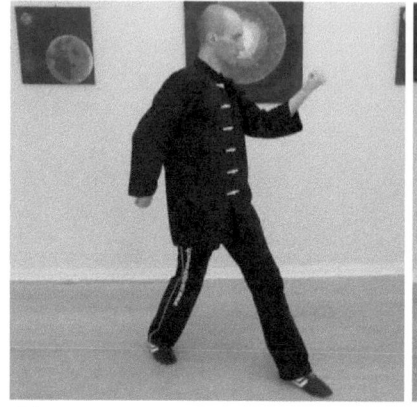 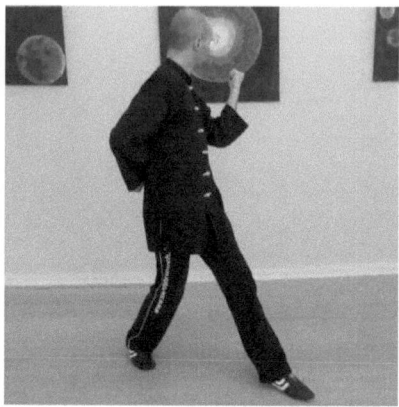

78 79

Die linke Fußspitze wurde nach außen gedreht. Nun ziehen wir „neun Kühe an ihren Schwänzen" zur anderen Seite. Wir verlagern das Gewicht auf das hintere Bein, winkeln die Arme an, drehen die Fäuste ein, den Körper nach links und <u>atmen</u> dabei <u>aus</u>.

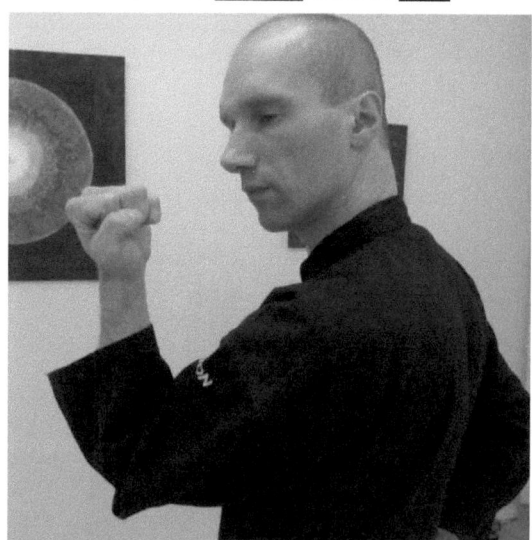

80 andere Ansicht von Bild 79

Bei der Anwinkelung des vorderen Armes wird die Faust nach innen eingedreht. Der Blick ist auf die Faustunterseite (Handaußenkante) gerichtet.

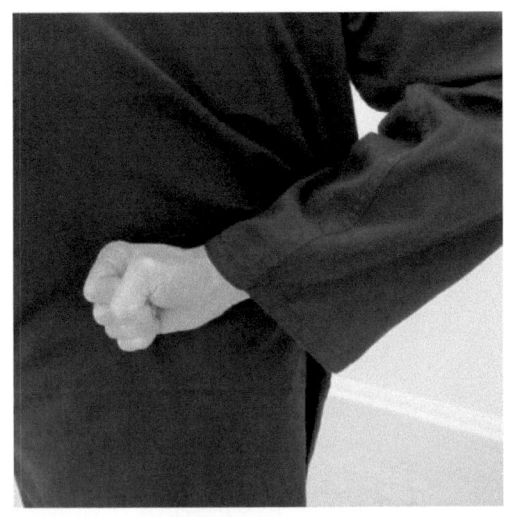

81 andere Ansicht von Bild 79

Die hintere Faust wird in Richtung Rücken angewinkelt und eingedreht. Der obere Teil der Faust kippt dabei nach hinten vom Rücken weg.

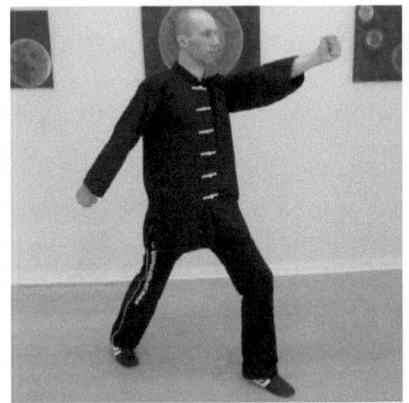

82

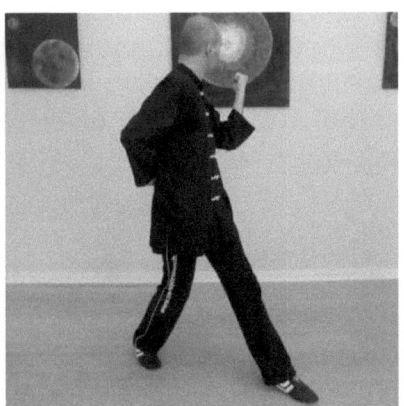

83

Wir verlagern das Gewicht nach vorne in die Bogenstellung, strecken die Arme und <u>atmen ein</u> (Bild 82). Dann wieder Gewichtsverlagerung nach hinten, Körper eindrehen nach links, Arme anwinkeln und <u>ausatmen</u> (Bild 83).

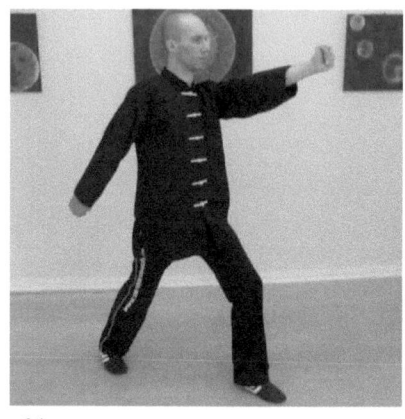 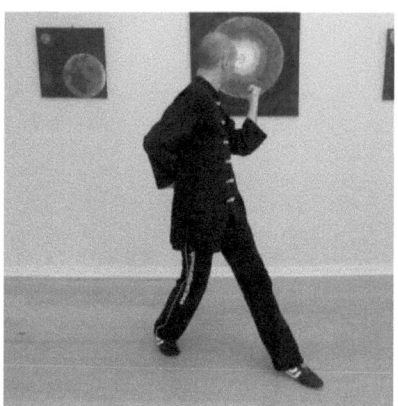

84 85

Die Übung wird auch zur linken Seite insgesamt drei Mal wiederholt. Körper nach rechts drehen, Gewichtsverlagerung in Bogenstellung, Arme strecken und <u>einatmen</u> (Bild 84). Gewichtsverlagerung nach hinten, Körper nach links drehen, Arme anwinkeln und <u>ausatmen</u> (Bild 85).

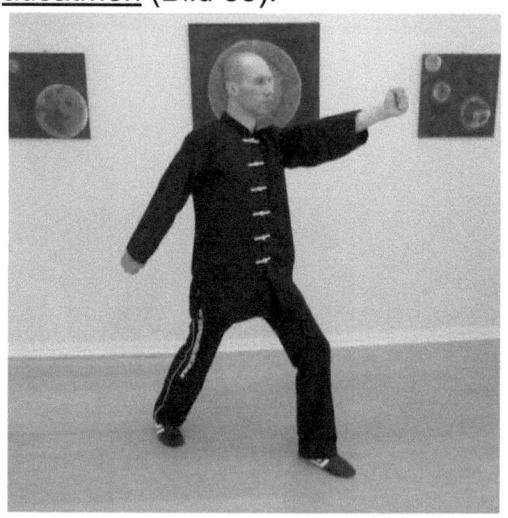

86
Nach dem dritten und letzten Mal „Kühe an ihren Schwänzen ziehen" links gehen wir wieder in die linke Bogenstellung, drehen den Körper nach rechts, strecken die Arme und <u>atmen ein</u>, bevor wir die Stellung auflösen.

3.6. Der Drache zeigt seine Klauen und der Phönix spreizt seine Flügel

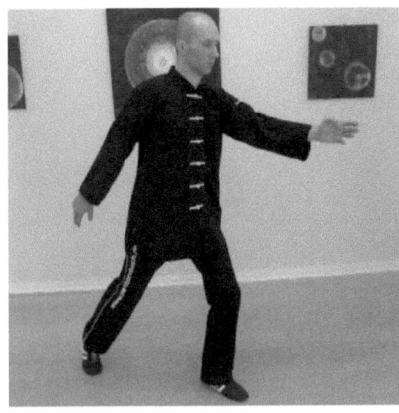
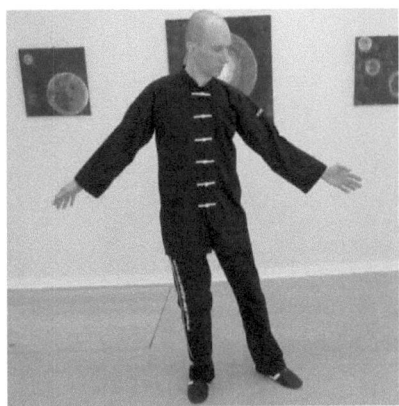

87 88

Wir öffnen beide Hände, lassen diese sinken, verlagern das Körpergewicht auf das vordere Bein und setzen den hinteren Fuß wieder in den Parallelstand. Die linke Fußspitze drehen wir auf dem Drehpunkt Ferse nach vorne.

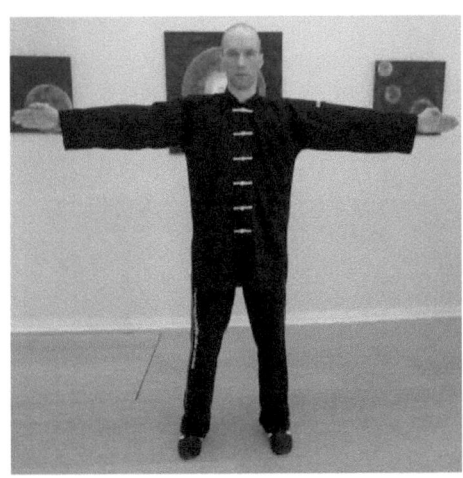

89
Das Körpergewicht wird in der Neutralstellung gleichmäßig auf beide Beine verteilt. Die gestreckten Arme heben wir bis auf Schulterhöhe, wobei die Fingerspitzen jeweils nach links- und rechts-außen sowie die Handinnenflächen nach vorne zeigen.

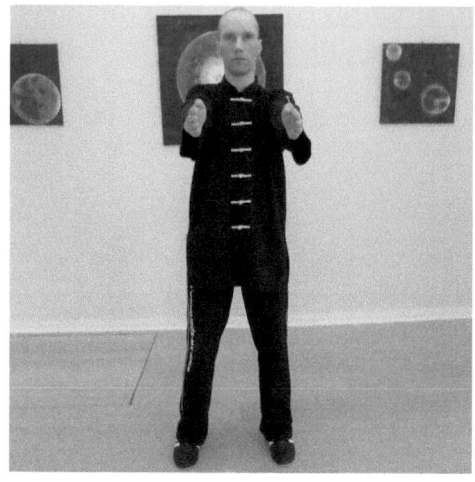

90

Wir führen die gestreckten Arme nach vorne in eine parallele Position vor dem Körper, wobei die Handinnenflächen aufeinander gerichtet sind (Bild 90).

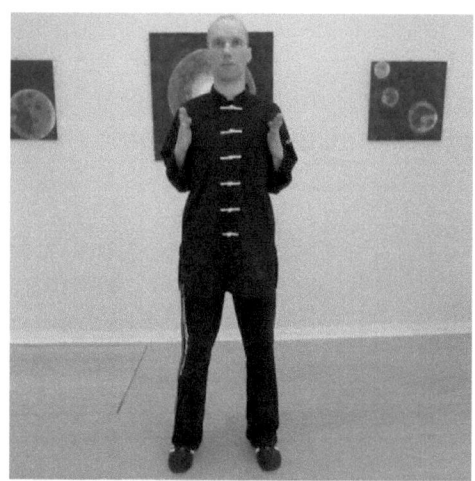

91

Dann winkeln wir die Ellenbogengelenke an und führen die Hände jeweils zu den Achseln. Die Daumen liegen am Körper an, die Fingerspitzen zeigen nun nach oben und die Handinnenflächen immer noch zueinander. Die Finger liegen dicht zusammen; es werden „Weidenblätter" gebildet (siehe Seite 12). Die Schulterblätter werden hinten kurz zusammengeführt und wieder locker gelassen. Dabei werden Schultern und Brustkorb gedehnt. Der Blick ist nach vorne gerichtet. (Bild 91)

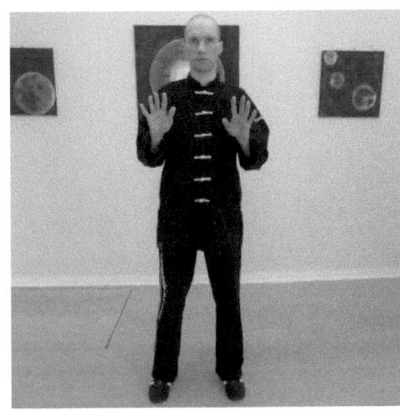 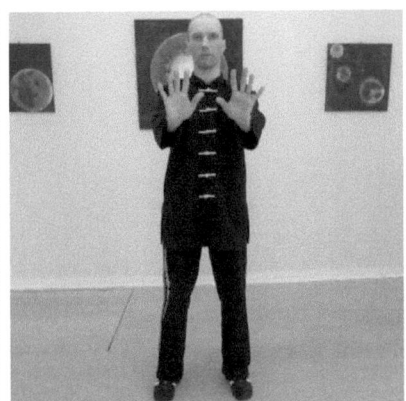

92 93

Wir strecken die Arme nach vorne, drehen dabei die Handinnenflächen ebenfalls nach vorne und spreizen die Finger auseinander. Unsere Hände bilden nun Lotusblätter (siehe Seite 12). Bei der Streckbewegung <u>atmen</u> wir <u>aus</u> und öffnen unsere Augen weit auf.

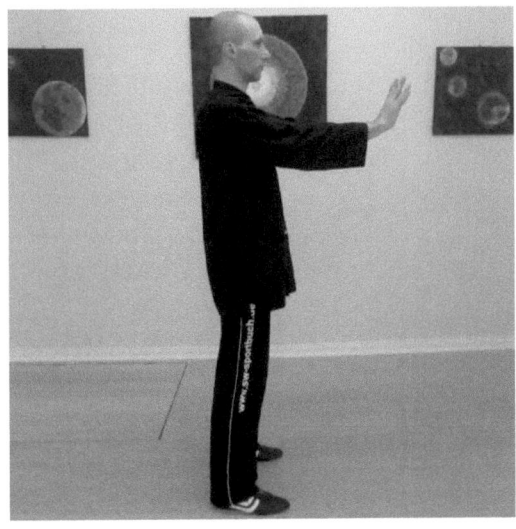

94

Dies ist die seitliche Ansicht der Position des Bildes 93 mit nach vorne gestreckten „Lotusblättern".

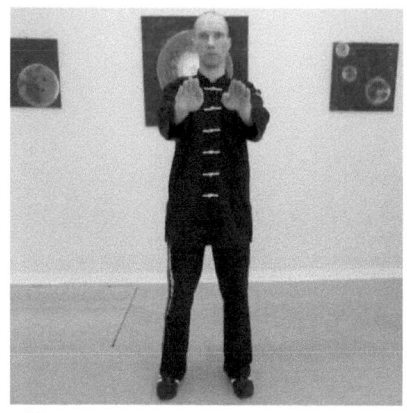 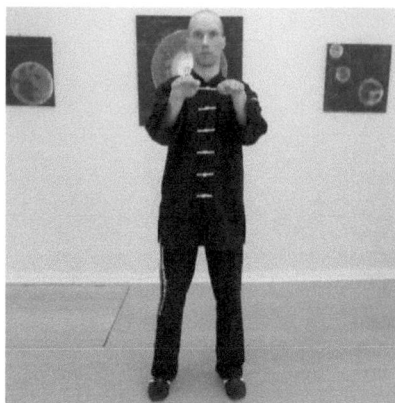

95   96

Die Handgelenke werden entspannt und dabei kippen die Handinnenflächen automatisch nach unten. Die Ellenbogengelenke werden gebeugt und die Hände in einer wellenartigen Bewegung zum Körper zurückgezogen. Dabei wird <u>eingeatmet</u>.

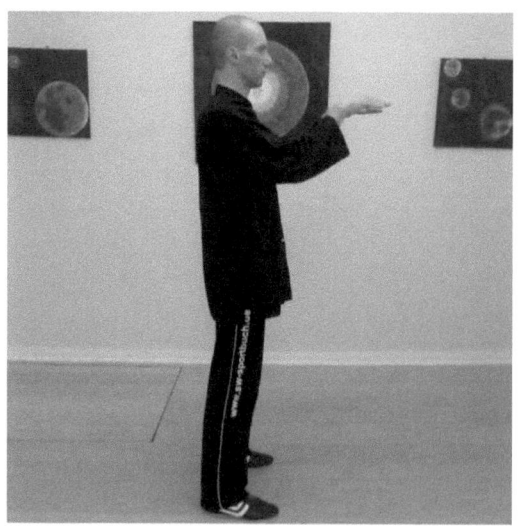

97 seitliche Ansicht von Bild 96

In der seitlichen Ansicht sieht man den Ansatz zur wellenartigen Rückzugsbewegung. Die zuvor aufgerissenen Augen werden wieder entspannt. Die Hände werden wieder zu Weidenblättern geformt.

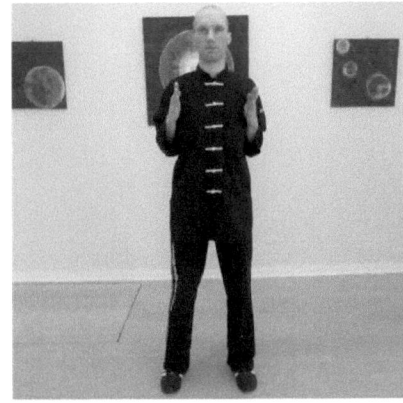 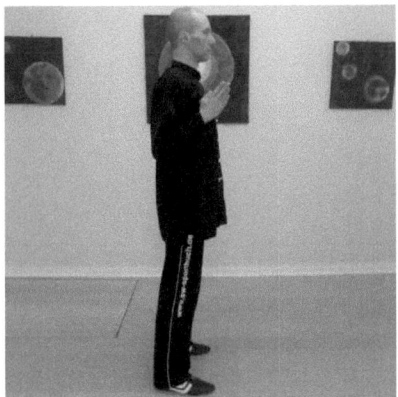

98 99 seitliche Ansicht von Bild 98

Die Hände werden in die Ausgangsposition zu den Achseln in einer langsamen Bewegung zurückgezogen. Die Schulterblätter werden kurz hinten zusammengeführt und dann wieder entspannt. Alles beginnt von vorn. Der gesamte Bewegungsablauf mit Strecken und Zurückziehen der Arme wird **insgesamt drei Mal wiederholt**.
Durch den Wechsel von Anspannung und Entspannung in Verbindung mit der Atmung werden die Blut- und die Energiezirkulation im Körper angeregt. Die Beweglichkeit und die Muskelkraft von Brustkorb, oberen Rücken und den Armen werden verbessert.

Atmung:
Bei der Streckbewegung der Arme nach vorne ausatmen und bei der Rückzugsbewegung der Arme zum Körper einatmen.

3.7. Neun Geister ziehen Schwerter

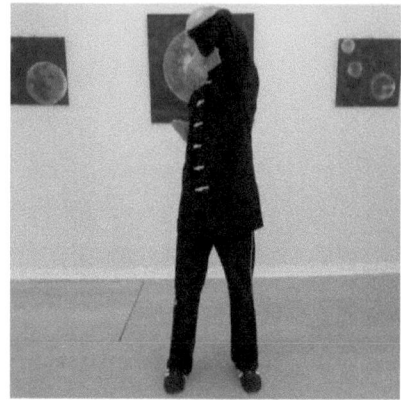
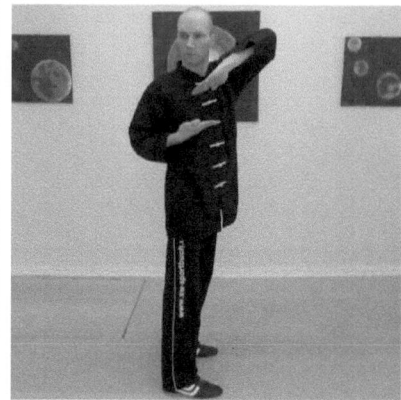

100   101 seitliche Ansicht von Bild 100

Anschließend an die Position des Bildes 98 drehen wir den Oberkörper 90° nach rechts. Gleichzeitig drehen wir die rechte Hand mit der Innenfläch nach oben, heben den linken Ellenbogen angewinkelt an und drehen die linke Hand mit der Innenfläche nach unten.

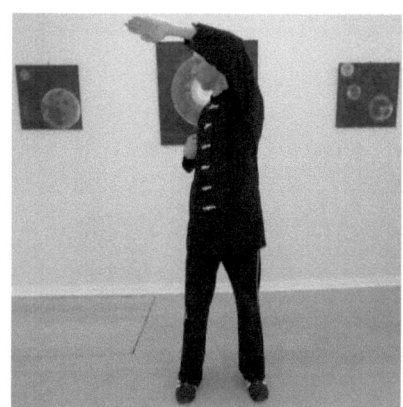
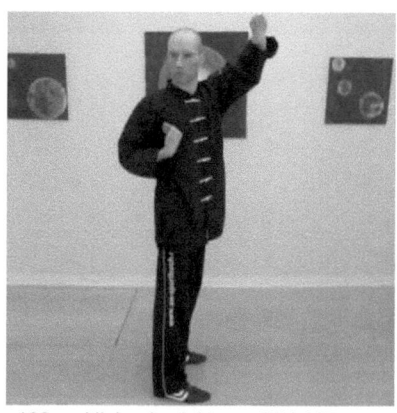

102   103 seitliche Ansicht von Bild 102

Wir rollen die rechte Hand unter die rechte Achsel und beginnen das linke Ellenbogengelenk zu strecken.

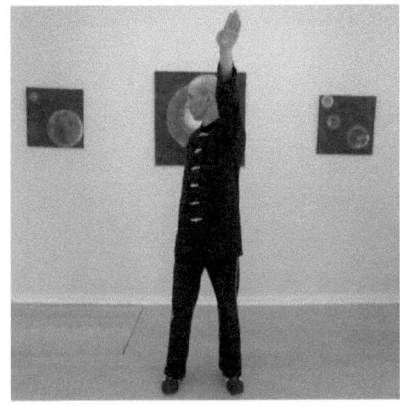
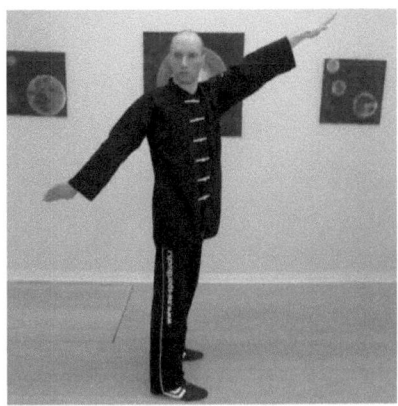

104 105 seitliche Ansicht von Bild 104

Wir strecken den linken Arm schräg nach vorne-oben mit nach unten zeigender Handinnenfläche. Den rechten Arm strecken wir schräg nach hinten-unten mit nach oben zeigender Handinnenfläche.

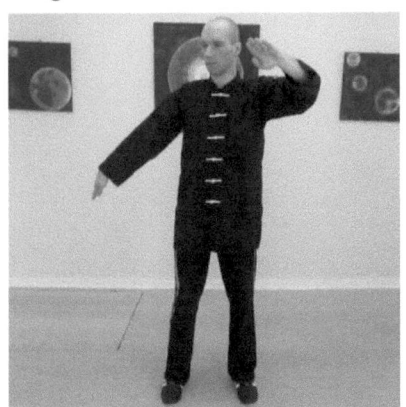
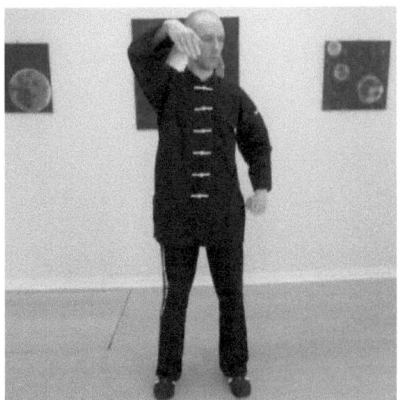

106 107

Wir drehen den Oberkörper wieder nach vorne. Die linke Hand bewegen wir unter Anwinkelung des Ellenbogens in einer bogenförmigen Bewegung nach unten, dann hinten.

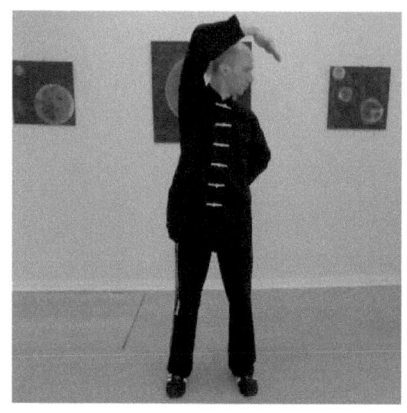
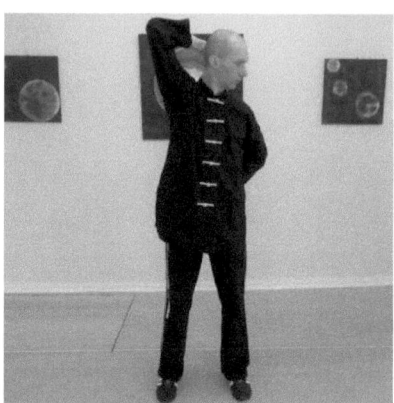

108 109

Die linke Hand legen wir mit dem Handrücken auf die Lendenwirbelsäule. Dabei zeigen die Finger nach rechts. Die rechte Hand wird unter Anwinkelung des Ellenbogens nach oben-aufwärts und dann links um den Kopf herum geschwungen. Dabei drehen wir den Kopf nach links. Die Hand liegt auf dem linken Ohr.

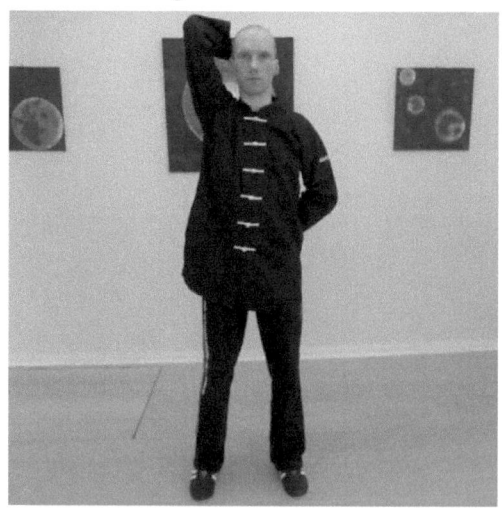

110

Wir drehen den Kopf frontal nach vorne und drücken mit dem Mittelfinger der rechten Hand auf die linke Ohrmuschel. Siehe hierzu die Nahaufnahmen Bilder 124 und 125 (S. 53) für die andere Seite.

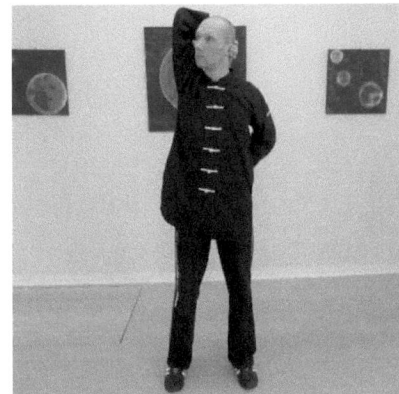 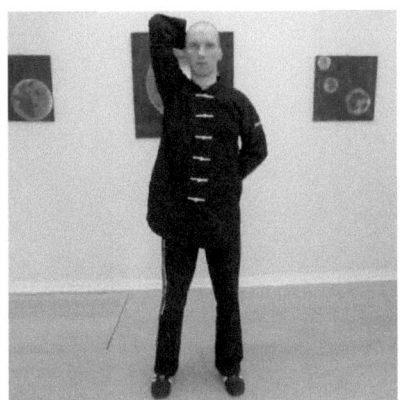

111   112

Wir drehen den Kopf mit Blick nach oben-rechts ein, führen die Schulterblätter dehnend zusammen und <u>atmen</u> dabei <u>aus</u> (Bild 111). Dann drehen wir den Kopf wieder nach vorne, entspannen die Schulterblätter und <u>atmen ein</u> (Bild 112).

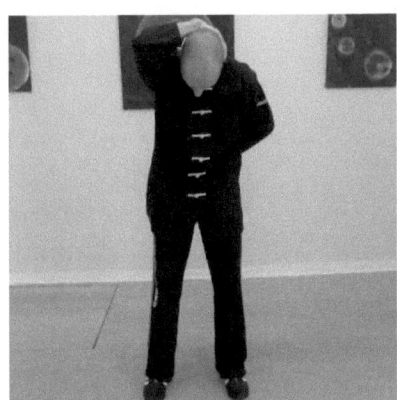 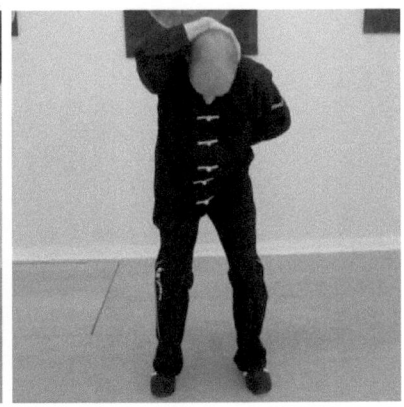

113   114

Wir rollen den Oberkörper beginnend beim Kopf ein (Bild 113).Dann beugen wir die Knie (Bild 114) und <u>atmen</u> <u>aus</u>.

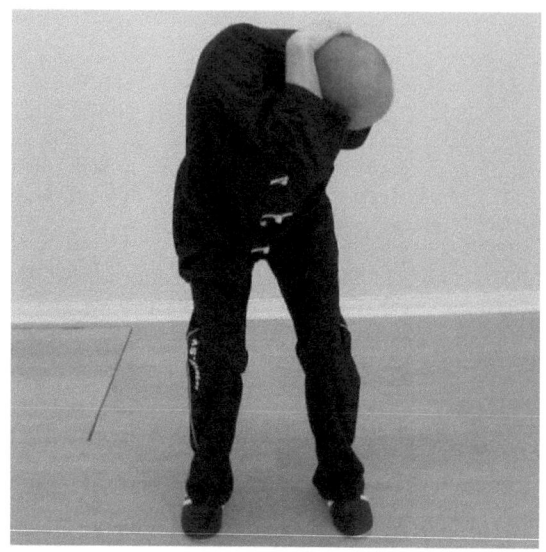

115
Wir schieben die linke Hand die Wirbelsäule entlang aufwärts zwischen unsere Schulterblätter, drehen den Kopf nach links-hinten-unten ein und bewegen den rechten Ellenbogen in Richtung linke Hüfte. Beide Ellenbogen werden zueinander gedrückt, ohne die Handpositionen zu verändern. Während der gesamten Abwärts- und Drehbewegung wird <u>ausgeatmet</u>.

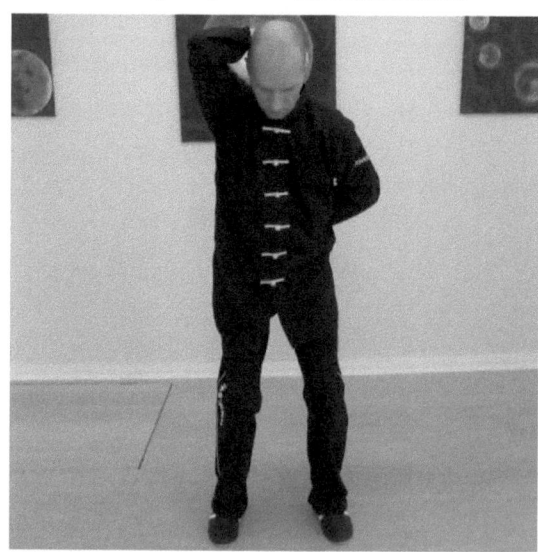

116
Nachdem die Position 115 kurz gehalten wurde, richten wir den Oberkörper wieder nach vorne auf. Unsere Schultern entspannen sich und die linke Hand wird wieder zur Lendenwirbelsäule geführt. Wir <u>atmen</u> dabei <u>ein</u>.

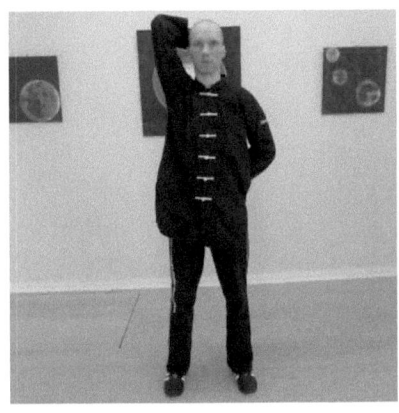
117

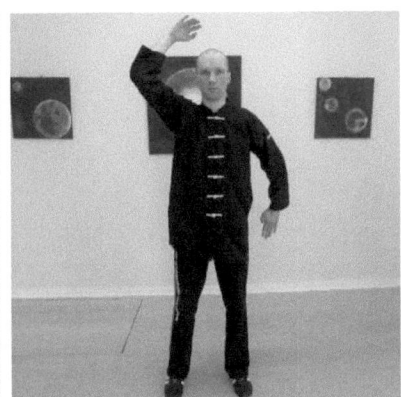
118

Haben wir den Oberkörper wieder vollständig aufgerichtet und die Knie gestreckt(Bild 117), beginnt alles wieder von vorne bei Bild 111. Wir führen die Bewegung der Bilder 110 bis 117 insgesamt drei Mal aus. Dann geht es weiter bei Bild 118. Die Hände lösen sich aus ihren Positionen.

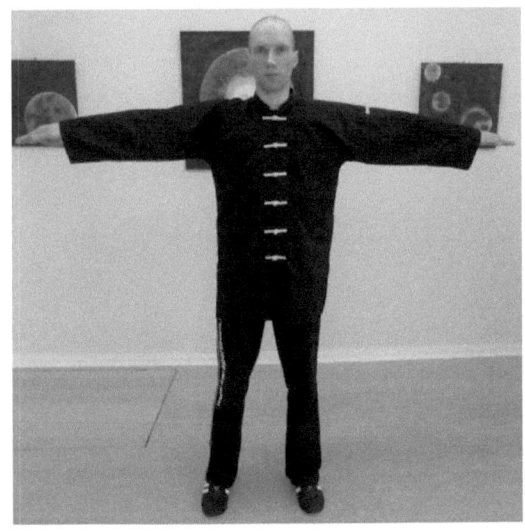

119

Wir strecken die Arme in Schulterhöhe zu beiden Seiten mit nach unten zeigenden Handinnenflächen. Dann leiten wir die bereits bekannte Bewegung „Neun Geister ziehen Schwerter" zur anderen Seite ein.

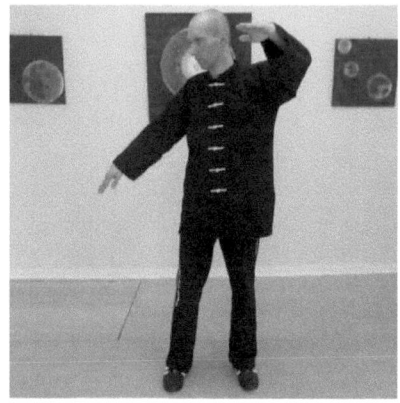
120

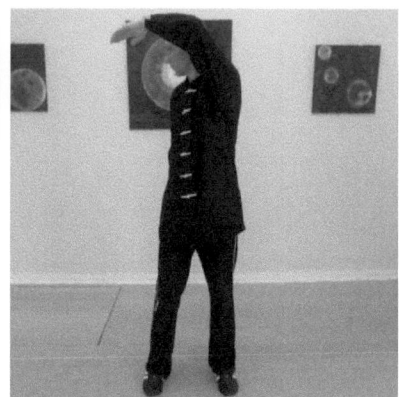
121

Wir drehen den Kopf nach rechts, lassen die rechte Hand sinken und schwingen die linke Hand unter Anwinkelung des Ellenbogens um den Kopf rechts herum.

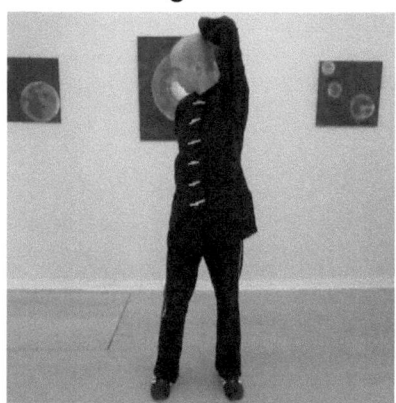
122

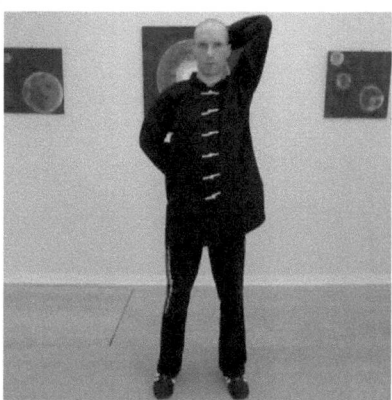
123

Wir legen die rechte Hand auf die Lendenwirbelsäule, die linke Hand bedeckt das rechte Ohr und wir drehen den Kopf wieder nach vorne. Die Bilder 124 und 125 zeigen die Handpositionen in der Nahaufnahme.

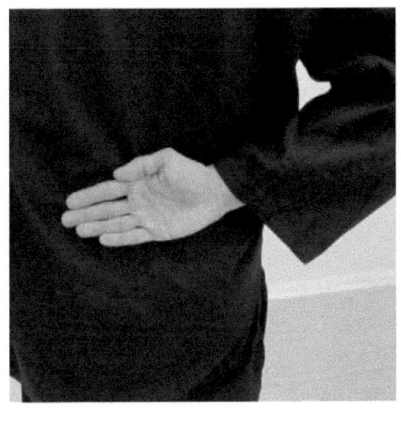 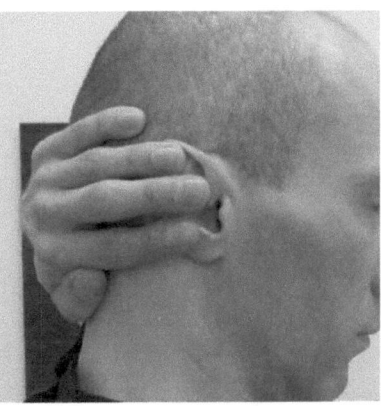

124 125

Die rechte Hand liegt mit dem Rücken auf der Lendenwirbelsäule, dabei zeigen die Finger nach links (Bild 124). Die linke Hand liegt bei der Position von Bild 123 auf dem Hinterkopf, wobei Zeige-, Mittel- und Ringfinger auf die Ohrmuschel drücken (Bild 125).

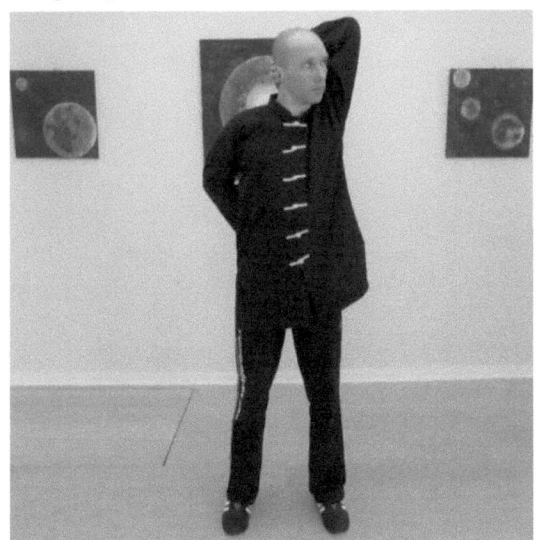

126

Wir drehen den Kopf mit Blick nach oben-links ein, führen die Schulterblätter dehnend zusammen und atmen dabei aus.

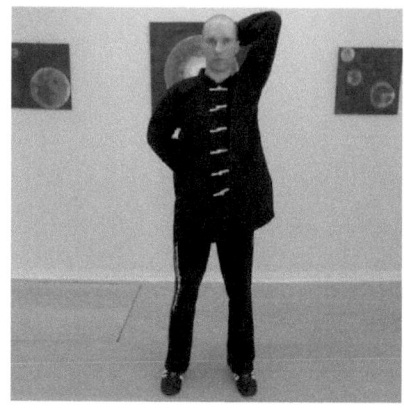 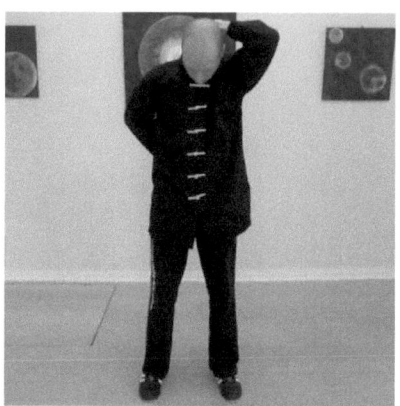

127 128

Dann drehen wir den Kopf wieder nach vorne, entspannen die Schulterblätter und <u>atmen</u> <u>ein</u> (Bild 127). Wir rollen den Oberkörper beginnend beim Kopf ein und <u>atmen</u> dabei <u>aus</u>(Bild 128).

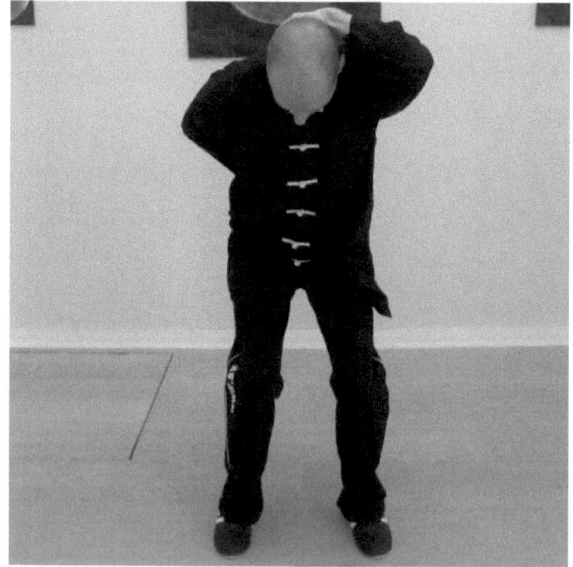

129

Dann beugen wir die Knie. Der Rücken wird immer runder.

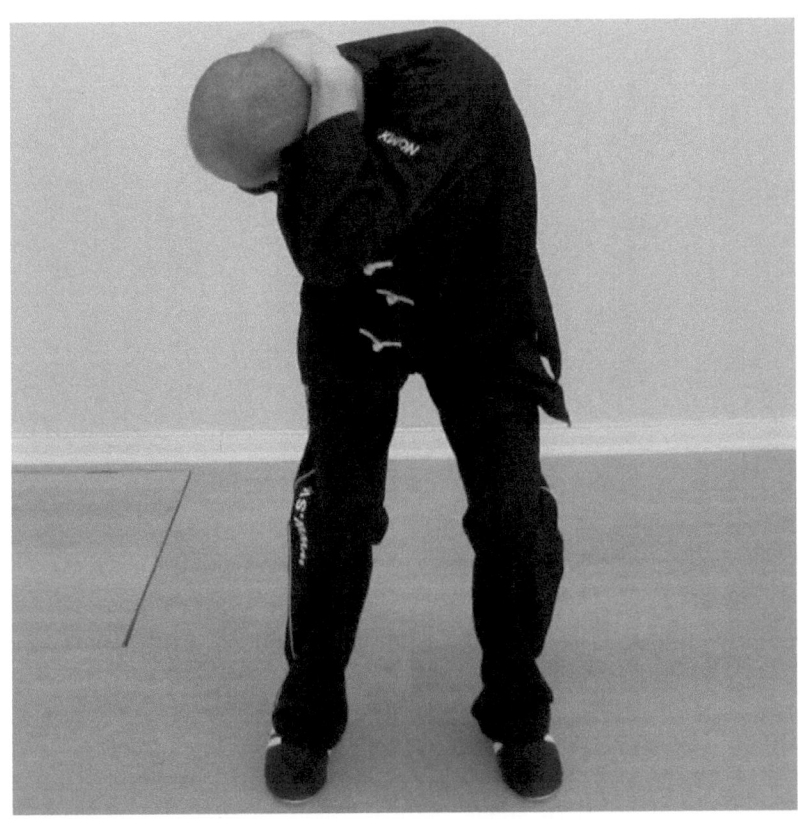

Wir schieben die rechte Hand mit angewinkeltem Ellenbogengelenk die Wirbelsäule entlang aufwärts zwischen unsere Schulterblätter, drehen den Kopf nach rechts/hinten/unten ein und bewegen den linken Ellenbogen in Richtung rechte Hüfte. Beide Ellenbogen werden zueinander gedrückt, ohne die Handpositionen zu verändern. Während der gesamten Abwärts- und Drehbewegung wird <u>ausgeatmet</u>, dabei dehnen wir unseren Rücken. Wir blicken nach rechts-hinten.

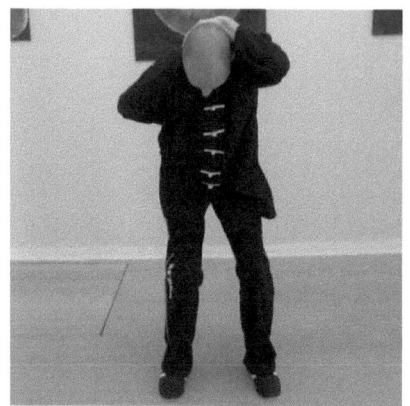 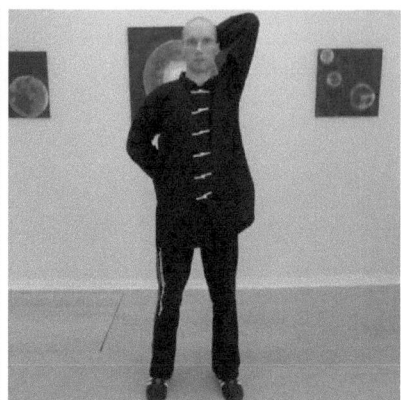

131 132

Nachdem die Position des Bildes 130 kurz gehalten wurde, richten wir den Oberkörper wieder nach vorne auf und strecken unsere Knie. Unsere Schultern entspannen sich und die rechte Hand wird wieder zur Lendenwirbelsäule geführt (wie bei Nahaufnahme Bild 124). Während der Aufwärtsbewegung des Körpers atmen wir ein.
Haben wir den Oberkörper wieder vollständig aufgerichtet (Bild 132), beginnt alles wieder von vorne bei Bild 126. Wir führen die Bewegung der Bilder 126 bis 132 „Neun Geister ziehen Schwerter" auch zu dieser Seite insgesamt drei Mal aus.

Bei der Beugung und Dehnung des Körpers werden die Energieleitbahnen geöffnet und geschlossen und damit durchlässiger gemacht. Milz und Magen werden massiert und die Nieren gestärkt. Insgesamt verbesser sich auch die Beweglichkeit der Gelenke.

3.8. Drei Teller fallen zu Boden

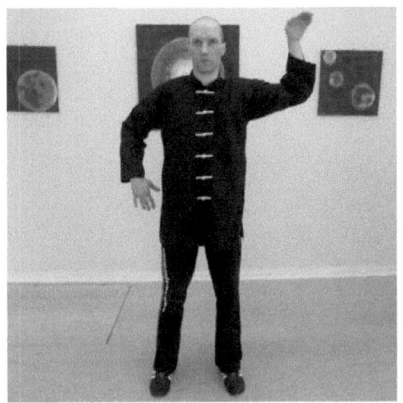
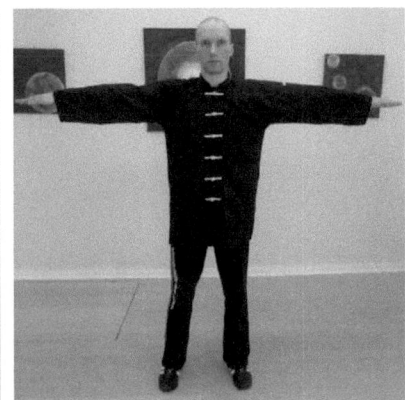

133　　　　　　　　　　134
Wir lösen die Hände aus der Position des Bildes 132 und strecken die Arme beidseitig in Schulterhöhe mit nach unten gerichteten Handinnenflächen nach links und rechts aus.

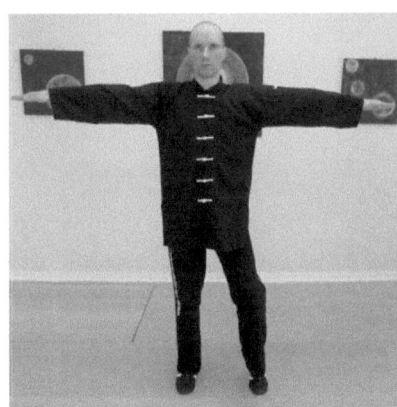
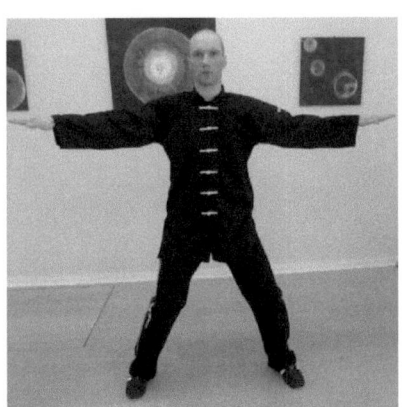

135　　　　　　　　　　136
Wir verlagern das Gewicht auf das rechte Bein und rollen den linken Fuß beginnend von der Ferse hoch, um ihn nach links in die breite Reiterstellung zu setzen.

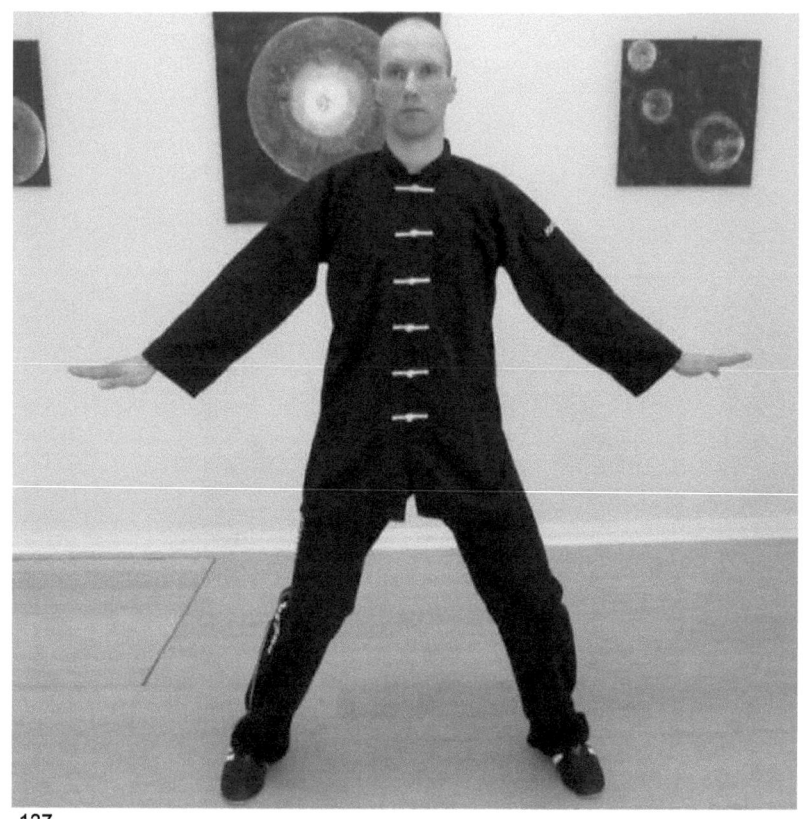
137

Wir **beugen leicht** die Knie und senken unser Gesäß, als wenn wir uns hinsetzen wollten. Gleichzeitig senken wir die Hände bis ca. Hüfthöhe ab.

Bei dieser Bewegung <u>atmen</u> wir <u>aus</u>, wobei wir den Laut „Haiii…" bilden.
Diese Übung dient dem Absenken des Qi in das untere Dantian, der Kräftigung der unteren Gliedmaßen, der Taille und der Nieren.

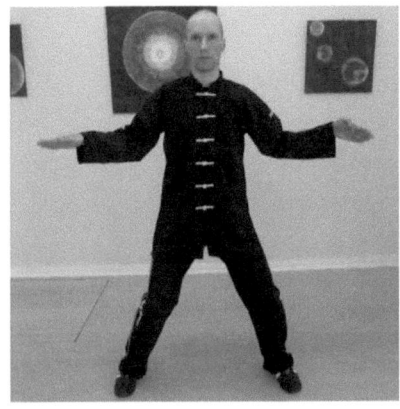
138

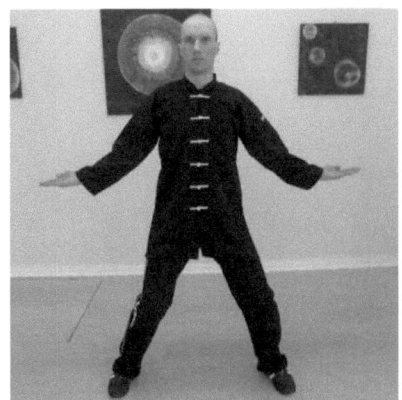
139

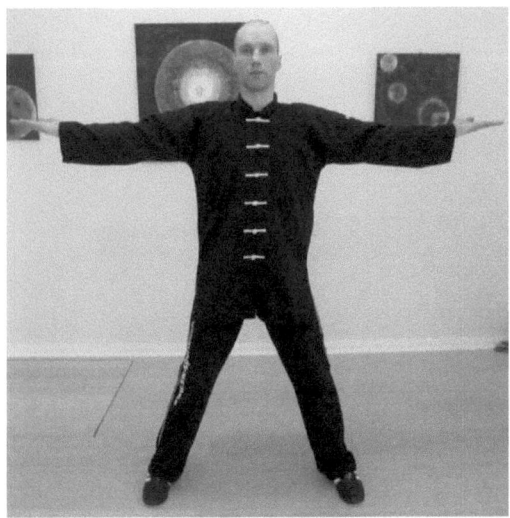

140

Mit einer in den Schultergelenken unter Anwinkelung der Ellenbogengelenke eingeleiteten Drehbewegung wenden wir die Handinnenflächen nach oben. Wir strecken die Knie, heben das Gesäß und die Hände wieder an und atmen bei dieser Bewegung ein. (Bilder 138 - 140)

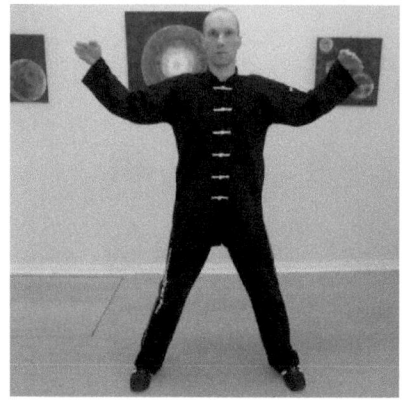
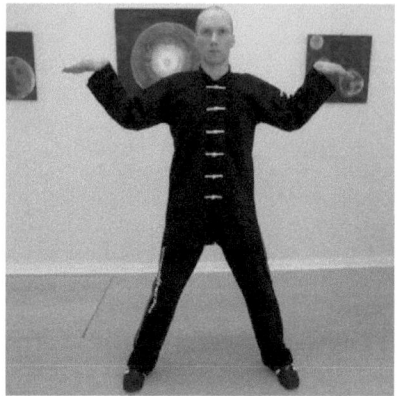

141 142

Mit einer in den Schultergelenken unter Anwinkelung der Ellenbogengelenke eingeleiteten Drehbewegung wenden wir die Handinnenflächen nach unten.

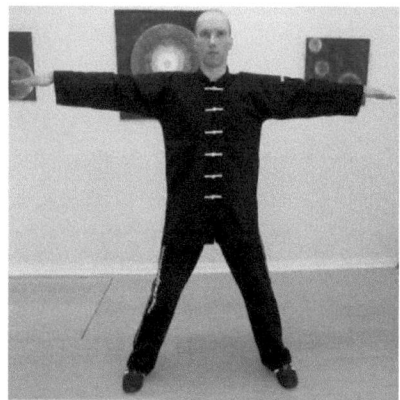
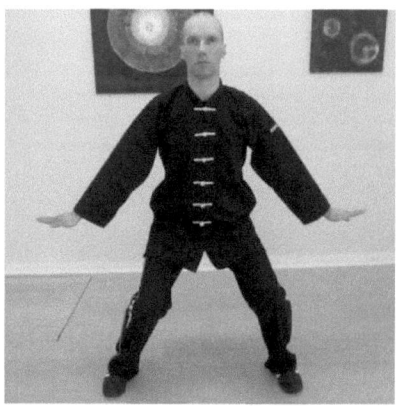

143 144

Wir **beugen** diesmal **etwas mehr** die Knie, senken unser Gesäß und gleichzeitig die Hände bis ca. Hüfthöhe ab. Wir <u>atmen</u> <u>aus</u>, wobei wir den Laut „Haiii…" bilden.

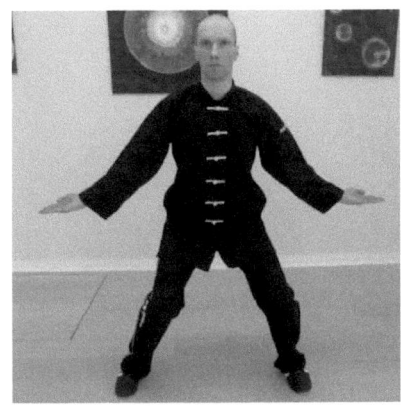
145

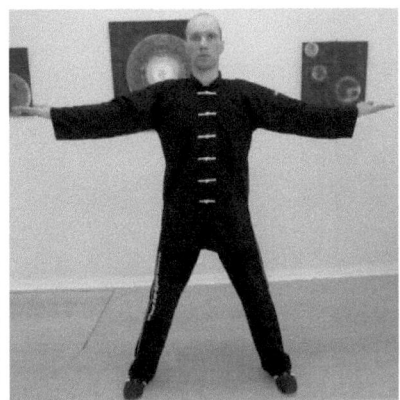
146

Mit einer in den Schultergelenken unter Anwinkelung der Ellenbogengelenke eingeleiteten Drehbewegung wenden wir die Handinnenflächen nach oben. Wir strecken die Knie, heben das Gesäß und die Hände wieder an und <u>atmen</u> bei dieser Bewegung <u>ein</u>.

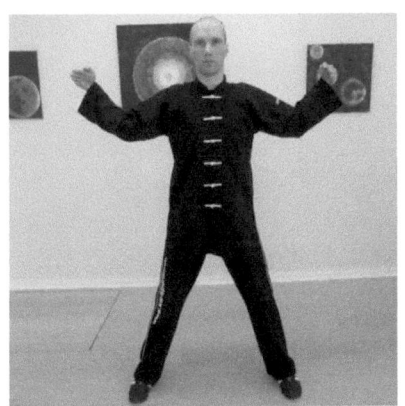
147

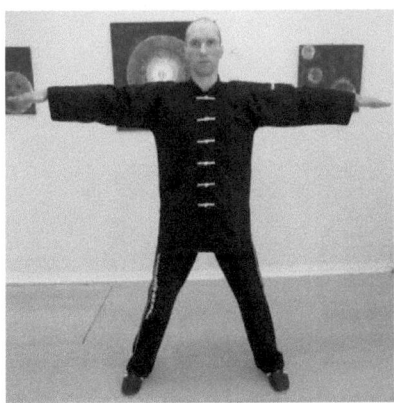
148

Mit einer Drehbewegung in den Schultergelenken wenden wir die Handinnenflächen nach unten.

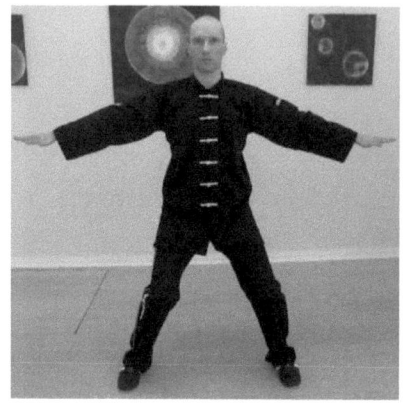
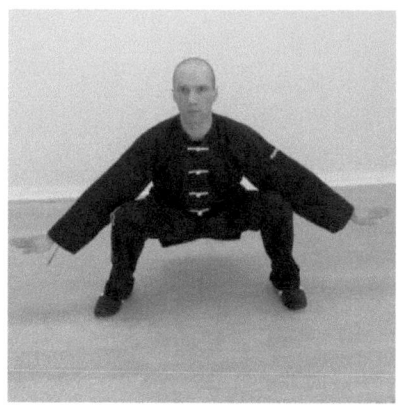

149 150

Wir **beugen** die Knie beim dritten Mal **maximal**, senken unser Gesäß bis in die Hocke und gleichzeitig die Hände bis ca. Hüfthöhe ab. Wir atmen aus, wobei wir den Laut „Haiii…" bilden.

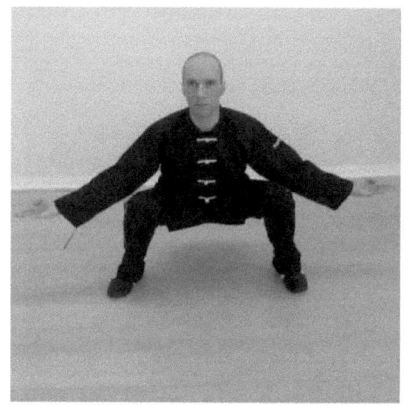
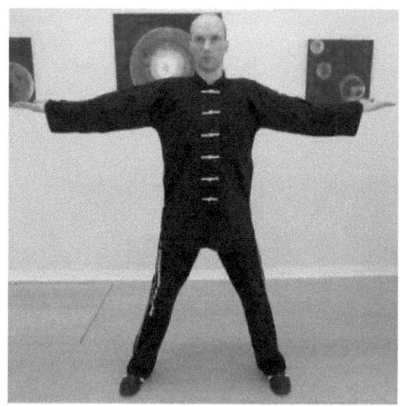

151 152

Wir wenden die Handinnenflächen nach oben, strecken die Knie, heben das Gesäß und die Hände wieder an und atmen bei dieser Bewegung ein.

3.9. Der schwarze Drache zeigt seine Klauen

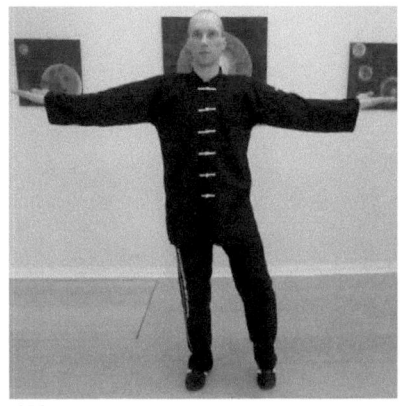 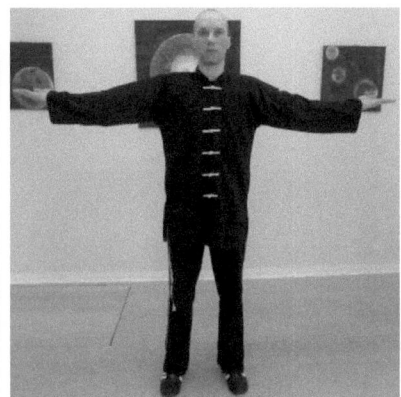

153 154

Wir verlagern das Gewicht auf das rechte Bein, rollen den linken Fuß beginnend von der Ferse hoch und setzen ihn in Richtung Standbein in die Neutralstellung.

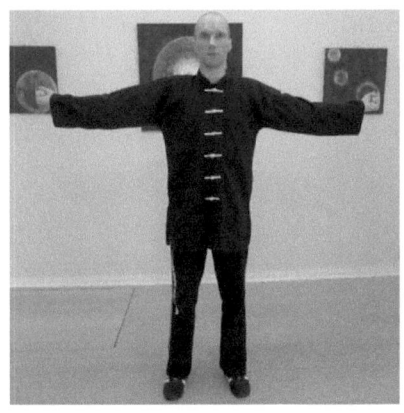 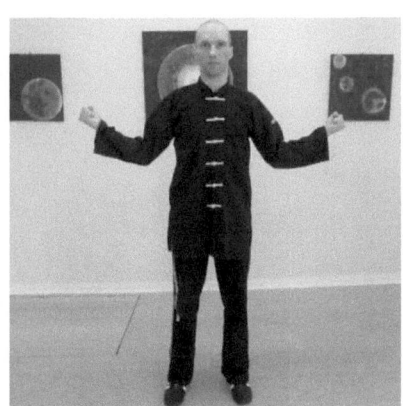

155 156

Unsere beiden Hände bilden Fäuste und wir winkeln unsere Ellenbogengelenke an.

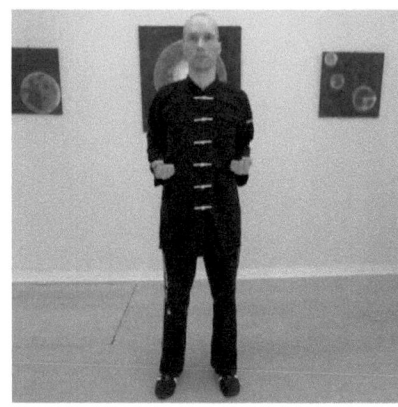 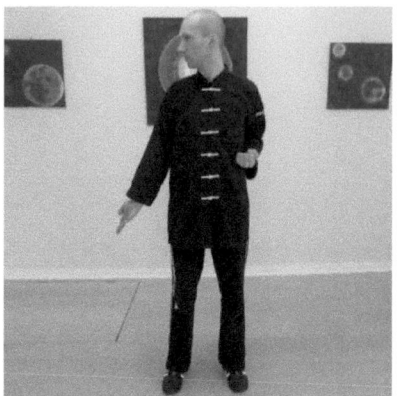

157 158

Wir führen die Fäuste zu beiden Seiten unserer Taille (Bild 157, Faustrücken nach unten). Wir lassen unsere rechte Hand unter Streckung des Ellenbogengelenkes sinken und öffnen die Faust, so dass die Handinnenfläche nach rechts-außen zeigt. Gleichzeitig drehen wir unseren Kopf um 90° nach rechts.

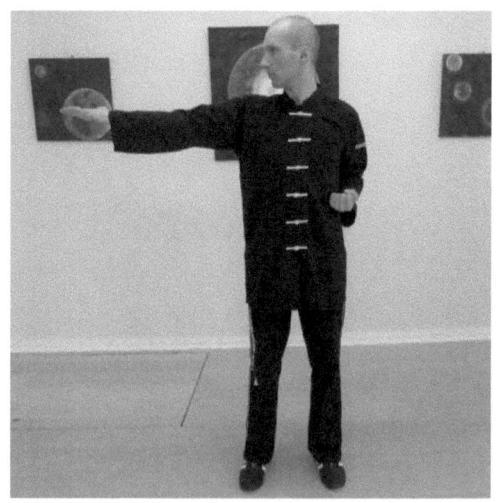

159

Wir heben den rechten Arm gestreckt bis auf Schulterhöhe an. Dabei sind unsere Augen auf die rechte Hand gerichtet.

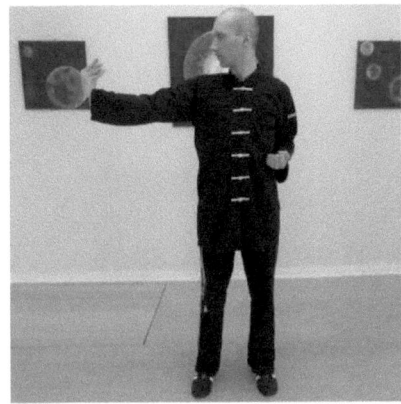 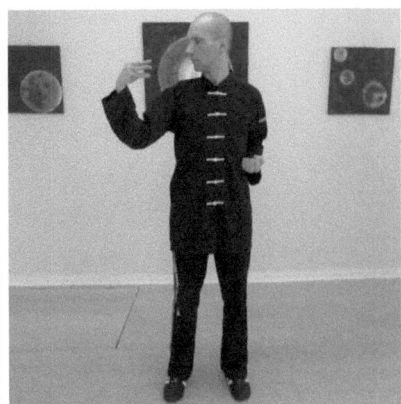

160 161

Wir winkeln das rechte Handgelenk an und bilden mit dieser Hand die auf uns gerichtete Drachenklaue (siehe Seite 13). Dann bewegen wir die Klaue unter Anwinkelung des Ellenbogengelenkes auf uns zu.

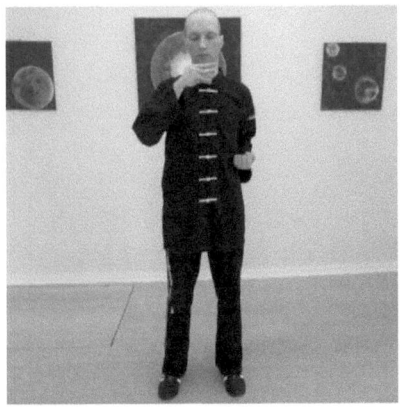 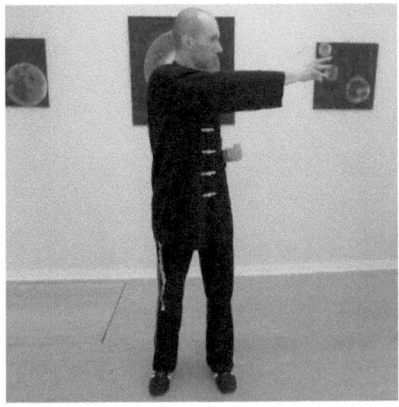

162 163

Wir bewegen die Klaue auf Kinnhöhe von rechts nach links,strecken den Arm,folgen der Bewegung mit unseren Augen, drehen den Kopf 90° nach links und <u>atmen</u> <u>ein</u>.

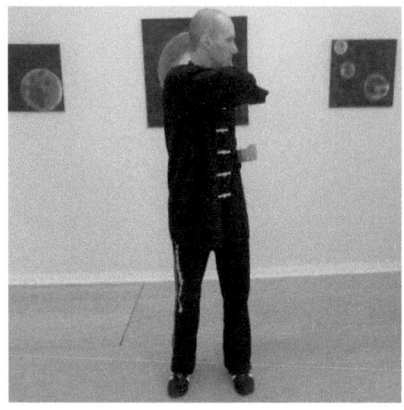
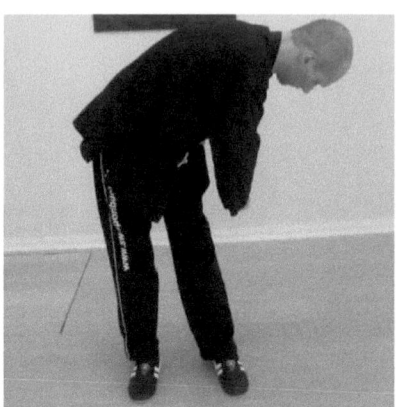

164   165

Wir winkeln den rechten Ellenbogen an, bis sich die rechte Hand mit dem nun geformten Weidenblatt und nach unten zeigender Innenfläche an unserer linken Schulter befindet. Dann drücken wir die Hand an unserer linken Körperseite mit nach hinten zeigenden Fingerspitzen so weit wie möglich in Richtung Boden nach unten. Dabei beugen wir unseren Oberkörper und <u>atmen</u> <u>aus</u>. Die Knie bleiben die ganze Zeit gestreckt.

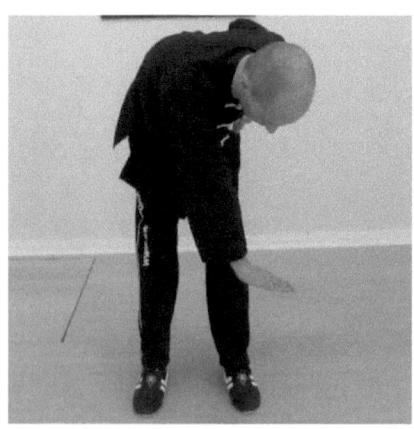

166

Mit einer bogenförmigen Wischbewegung führen wir die Hand mit der Innenfläche parallel zum Boden von der linken Seite vor unseren Körper. Kopf und Oberkörper folgen der Bewegung.

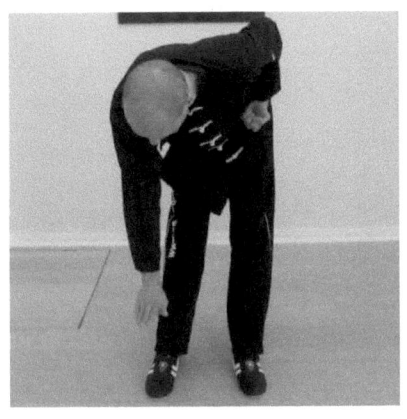 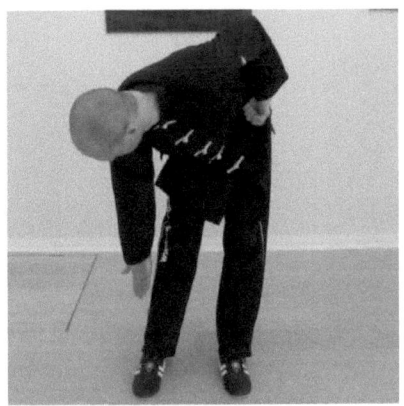

167 168

Wir führen die „wischende" Bewegung unserer Hand weiter bis auf die rechte Seite unseres Körpers, drehen die Hand und lassen sie nach unten fallen, so dass die Handinnenfläche nach vorne und die Fingerspitzen zum Boden zeigen. Der Oberkörper ist der Bewegung weiter gefolgt. Der Blick ist auf die Hand gerichtet.

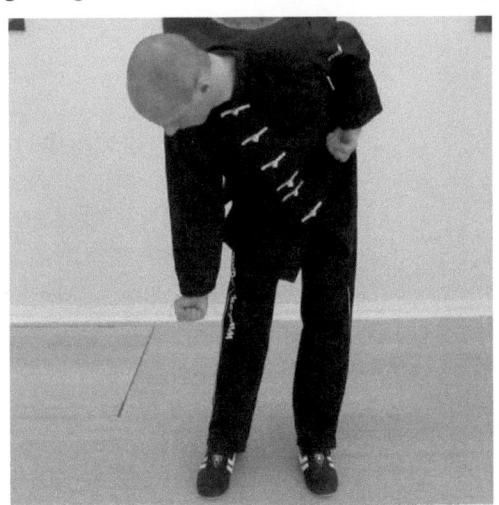

169

Unsere rechte Hand bildet eine Faust (siehe S. 11), die wir unter Aufrichtung unseres Oberkörpers an der Körperaußenseite entlang zurück an die rechte Seite der Taille führen. Dabei atmen wir ein.

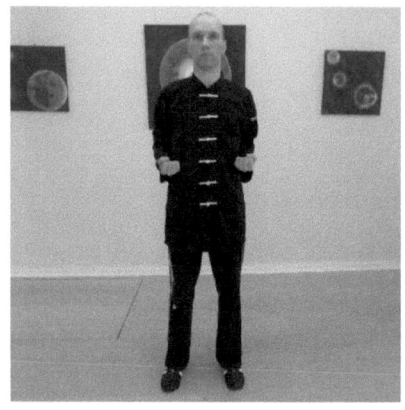
170

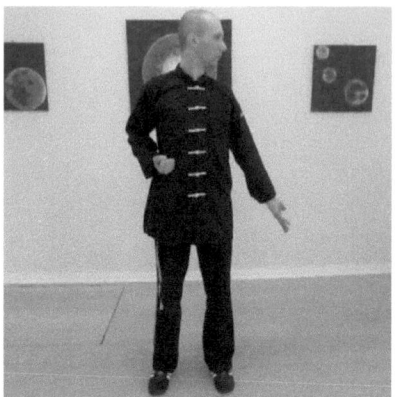
171

Wir lassen unsere linke Hand unter Streckung des Ellenbogengelenkes sinken und öffnen die Faust, so dass die Handinnenfläche nach links-außen zeigt. Gleichzeitig drehen wir unseren Kopf um 90° nach links.

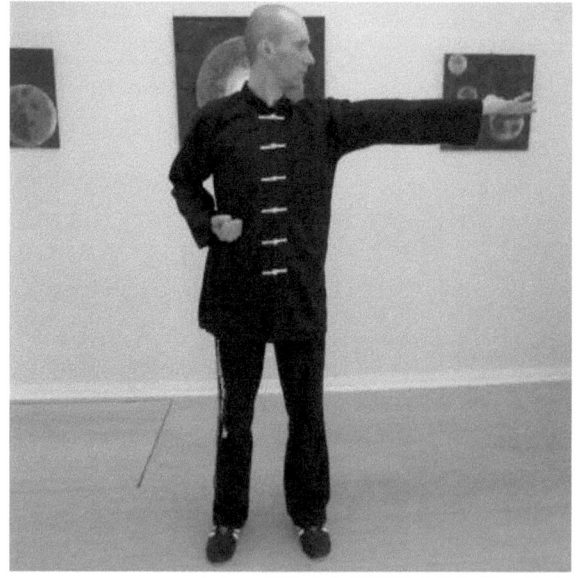
172

Wir heben den linken Arm gestreckt bis auf Schulterhöhe an. Dabei sind unsere Augen auf die linke Hand gerichtet.

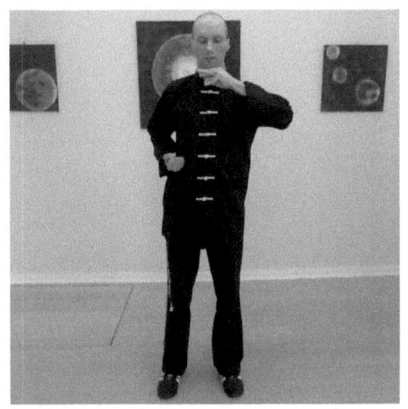
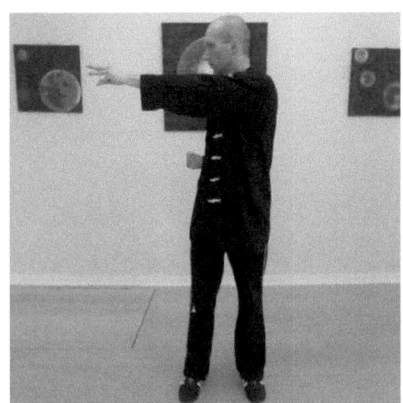

173   174

Wir winkeln das linke Handgelenk an, bilden mit der Hand die auf uns gerichtete Drachenklaue und bewegen diese unter Anwinkelung des Ellenbogengelenkes auf uns zu. Dann geht es weiter auf Kinnhöhe von links nach rechts, wir strecken den Arm, folgen der Bewegung mit unseren Augen, drehen den Kopf 90° nach rechts und <u>atmen ein</u>.

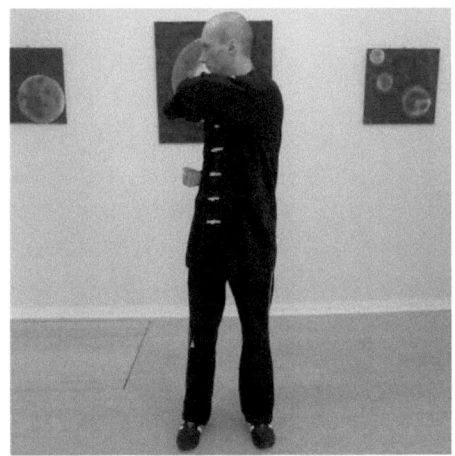

175
Wir winkeln den linken Ellenbogen an, bis sich die linke Hand mit dem nun geformten „Weidenblatt" und nach unten zeigender Innenfläche an unserer rechten Schulter befindet. Die Fingerspitzen zeigen nach hinten.

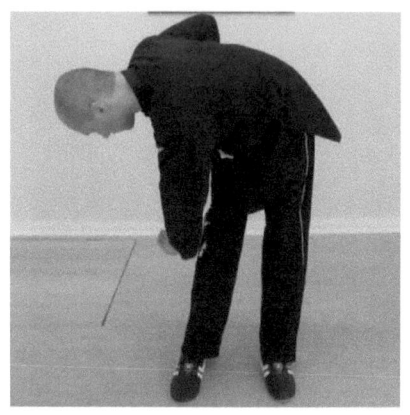
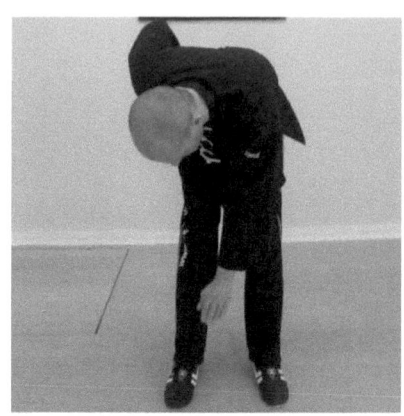

176 177

Dann drücken wir die Hand an unserer rechten Körperseite so weit wie möglich in Richtung Boden nach unten. Dabei beugen wir unseren Oberkörper und <u>atmen aus</u>. Mit einer bogenförmigen Wischbewegung führen wir die Hand von der rechten Seite vor unseren Körper. Kopf und Oberkörper folgen der Bewegung.

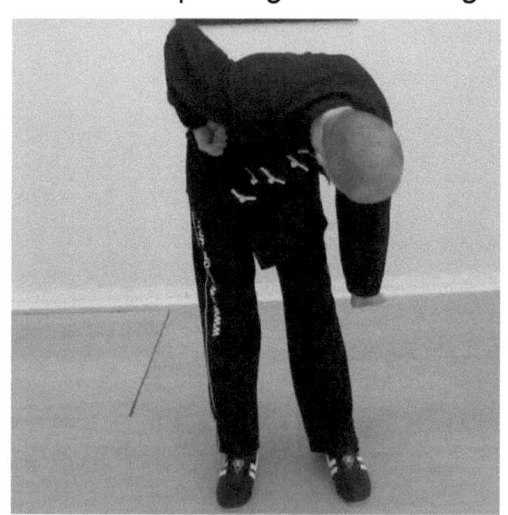

178

Wir führen die „wischende" Bewegung unserer Hand weiter bis auf die linke Seite unseres Körpers. Der Oberkörper ist der Bewegung weiter gefolgt. Der Blick ist auf die Hand gerichtet.

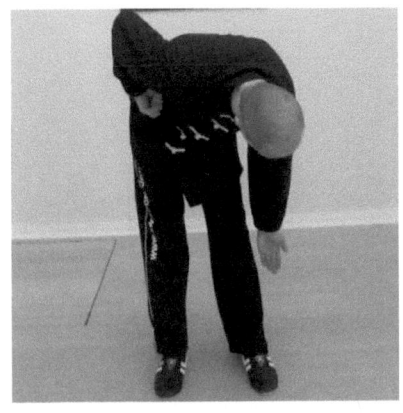 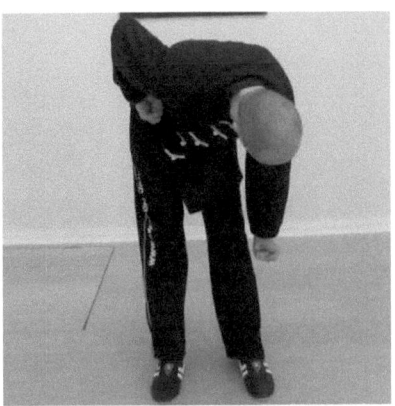

179   180

Wir drehen die Hand und lassen sie nach unten fallen, so dass die Handinnenfläche nach vorne und die Fingerspitzen zum Boden zeigen. Unsere linke Hand bildet eine Faust gemäß Seite 11.

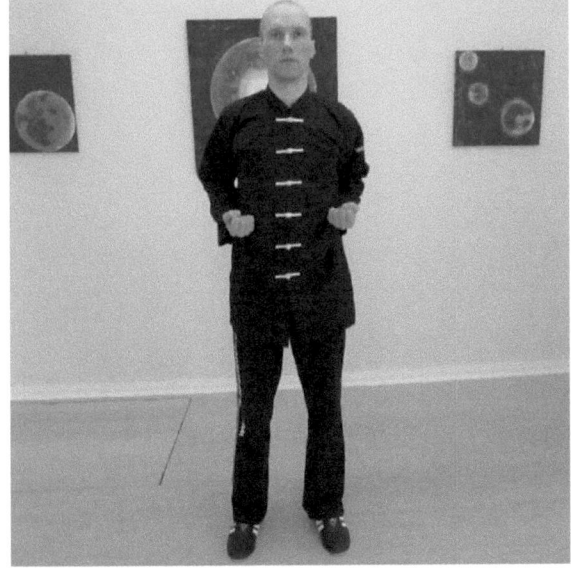

181

Wir führen die Faust unter Aufrichtung unseres Oberkörpers an der Körperaußenseite entlang zurück an die linke Taille. Dabei <u>atmen</u> wir <u>ein</u>.

Diese Übung verbessert die Beweglichkeit der Taille. Das Drehen und Beugen des Oberkörpers führt zu einer An- und Entspannung der beiden Seiten des Brustkorbes. Die Funktionen von Leber und Nieren werden reguliert, der Geist beruhigt und das Qi in Zirkulation gebracht.

Zur Verdeutlichung hier noch zwei andere Ansichten:

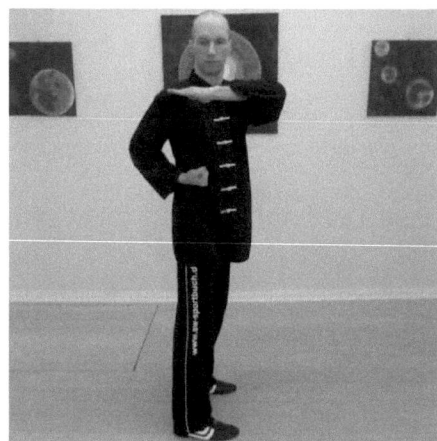

182

Seitliche Ansicht von Bild 175

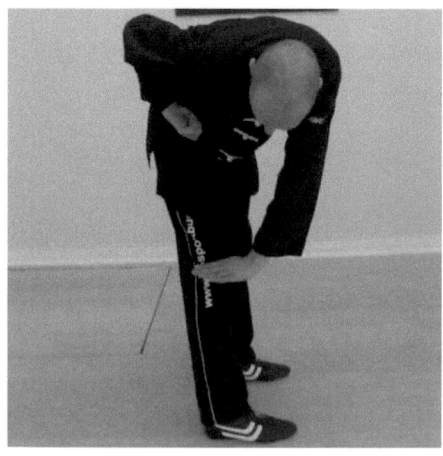

183

Seitliche Ansicht von Bild 176

3.10. Der Tiger springt auf seine Beute

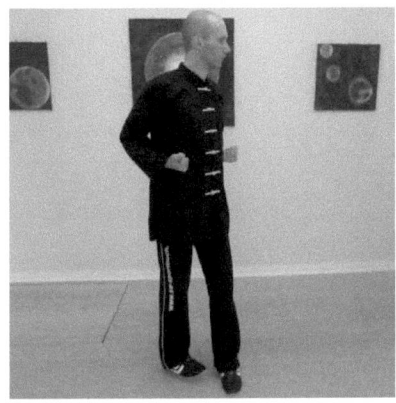 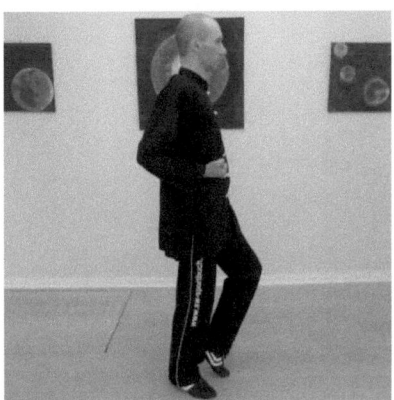

184 185

Startend aus der Position des Bildes 181 drehen wir den rechten Fuß mit Drehpunkt Ferse und unter einem leichten Anheben der Fußspitze um 45° nach links. Wir ziehen den linken Fuß auf die Fußspitze in die T-Stellung (siehe Seite 16) an das rechte Standbein und drehen den Körper um 90° nach links.

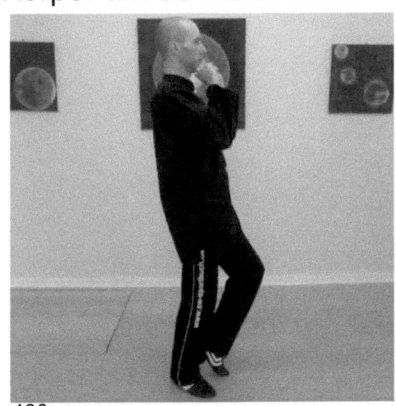 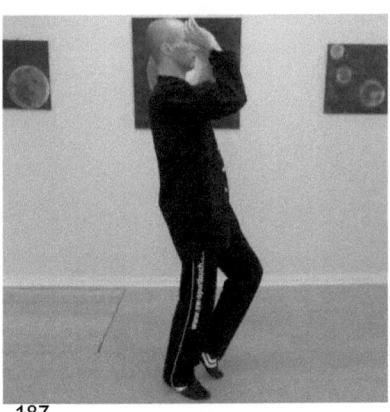

186 187

Wir heben die Fäuste dicht am Körper an und unsere Hände formen ab Kopfhöhe Tigerpfoten (S.13;<u>einatmen</u>).

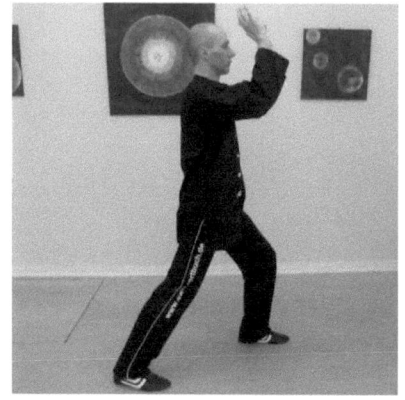 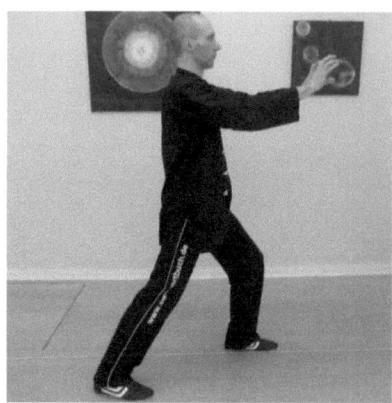

188 189

Wir machen mit dem linken Fuß einen großen Ausfallschritt nach vorne-links in die linke Bogenstellung und schlagen mit unseren Tigerpfoten in einer bogenförmigen Bewegung über Kopfhöhe nach vorne bis auf Schulterhöhe. Dabei <u>atmen</u> wir <u>aus</u>.

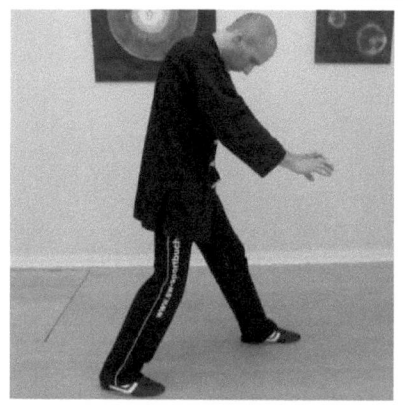 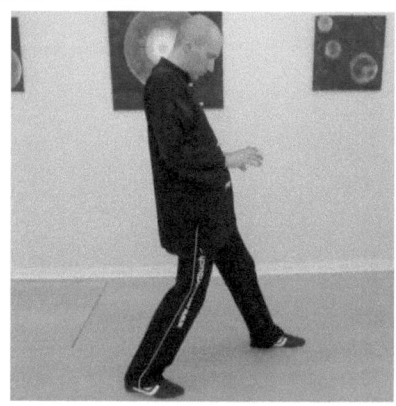

190 191

Wir lassen die Pfoten fallen und ziehen diese verbunden mit einer wellenartigen Bewegung zum Körper zurück.

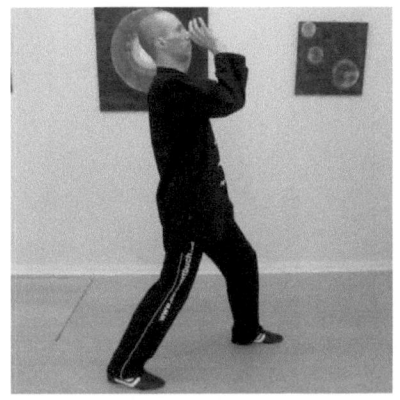 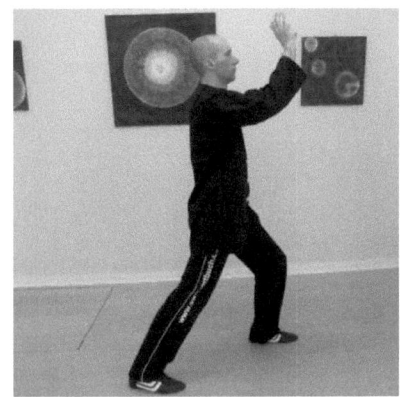

192   193

Die wellenartige Bewegung von Händen und Oberkörper inklusive Gewichtsverlagerung auf das hintere und dann wieder auf das vordere Bein wird fortgeführt. Die Tigerpfoten werden ein zweites Mal nach vorne geworfen. Die Wirbelsäule führt die Wellenbewegung.

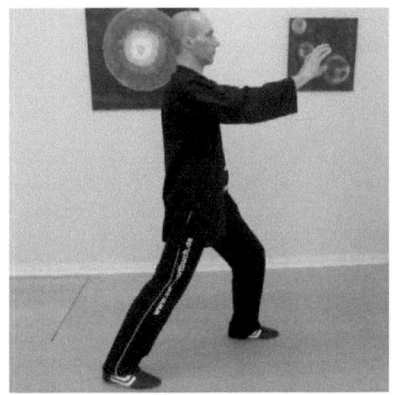 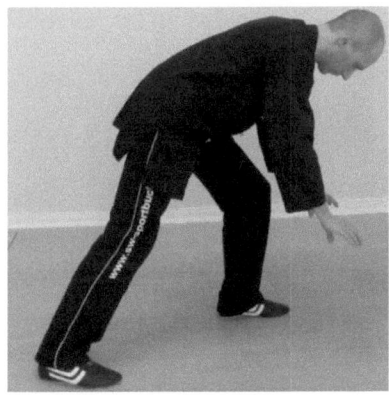

194   195

Auf Schulterhöhe halten unsere Tigerpfoten kurz inne, bevor wir unsere Hände in Richtung Boden sinken lassen und den Oberkörper vorbeugen.

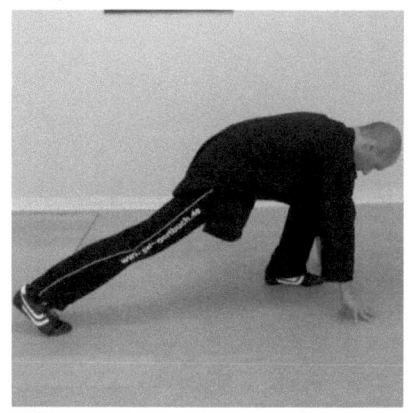
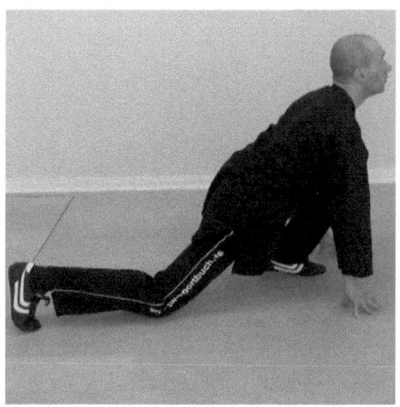

196   197

Wir setzen unsere Hände schulterbreit mit den Fingerspitzen in einer Linie über der linken Fußspitze ab, schieben den rechten Fuß auf dem Ballen weit nach hinten, setzen das rechte Knie auf dem Boden ab und begeben uns in eine Hohlkreuzlage mit Blick nach schräg oben. Die linke Ferse ist leicht angehoben. Kurz halten!

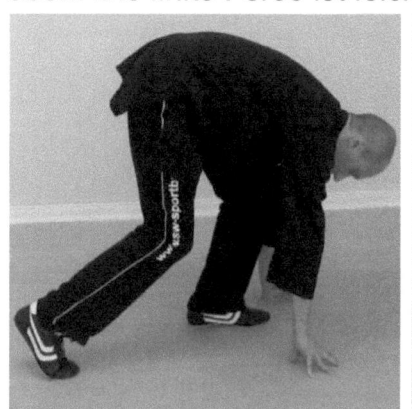
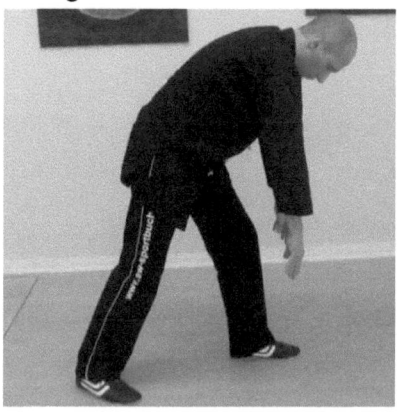

198   199

Wir ziehen den rechten Fuß ein Stück zurück zu uns heran und richten uns mit rundem Rücken wieder auf.

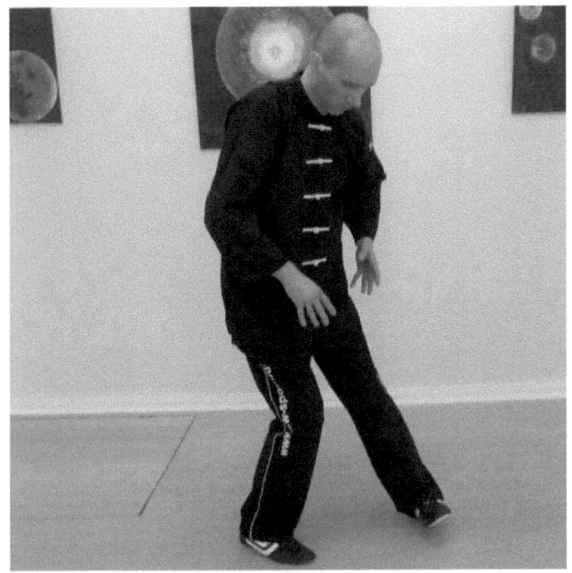

200

Wir richten den Oberkörper weiter auf und drehen den linken Fuß unter anheben der Spitze auf der Ferse als Drehpunkt um 135° nach rechts.

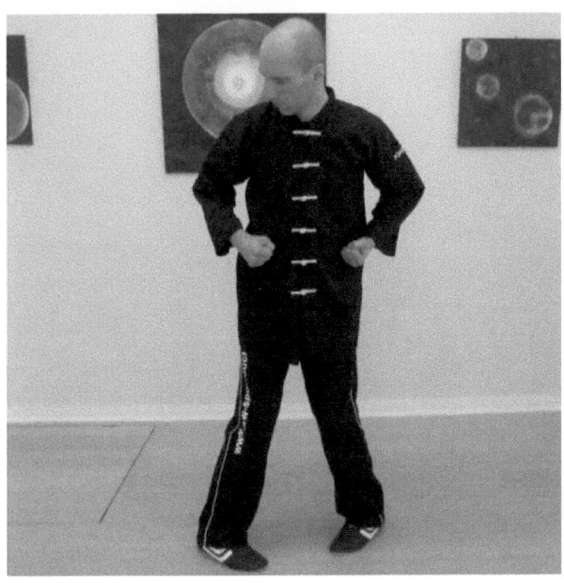

201

Wir ballen Fäuste und legen diese rechts und links an unsere Taille. Wir drehen den Oberkörper und Kopf um insgesamt 180° nach rechts und verlagern unser Gewicht auf das linke Bein.

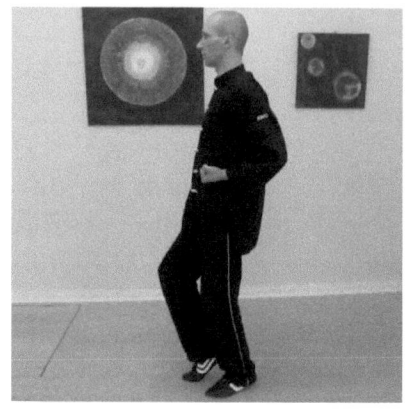
202

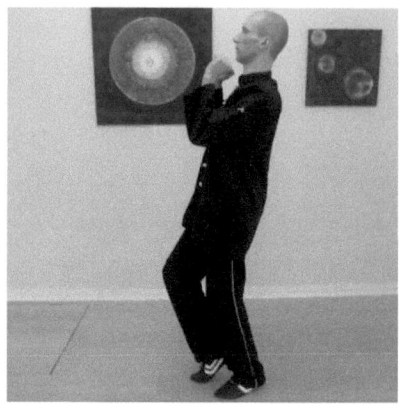
203

Wir drehen den rechten Fuß auf dem Ballen mit der Ferse nach innen und ziehen ihn dann in die rechte T-Stellung (siehe S. 16) an das linke Standbein heran. Wir heben die Fäuste dicht am Körper bis auf Kinnhöhe an.

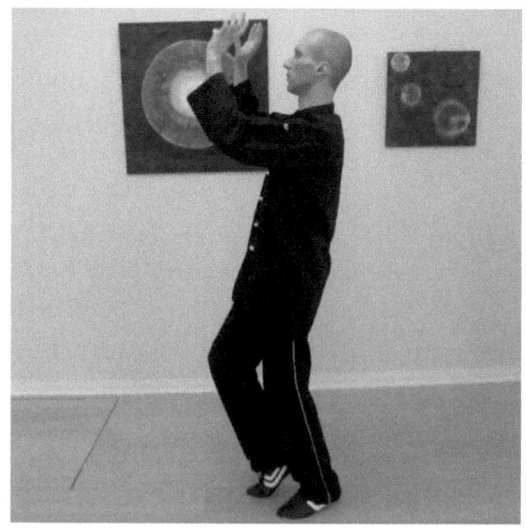
204

Ab Kopfhöhe formen unsere Hände Tigerpfoten (siehe Seite 13), die wir weiter über den Kopf anheben. Dabei <u>atmen</u> wir <u>ein</u>.

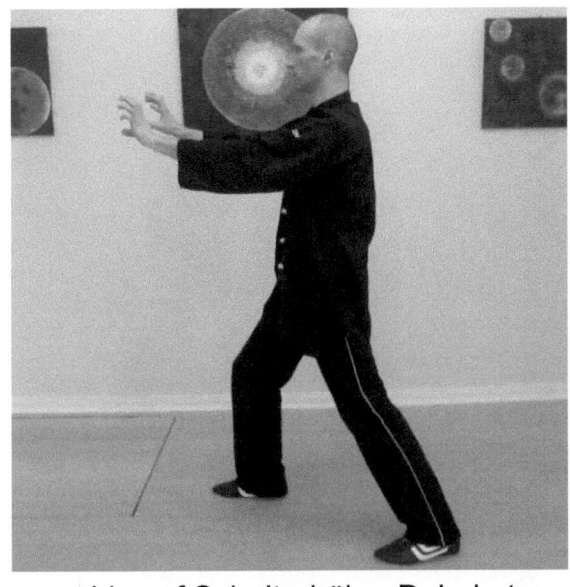

205
Wir machen mit dem rechten Fuß einen großen Ausfallschritt nach vorne-rechts in die rechte Bogenstellung und schlagen mit unseren Tigerpfoten in einer bogenförmigen Bewegung über Kopfhöhe nach vorne bis auf Schulterhöhe. Dabei <u>atmen</u> wir <u>aus</u>.

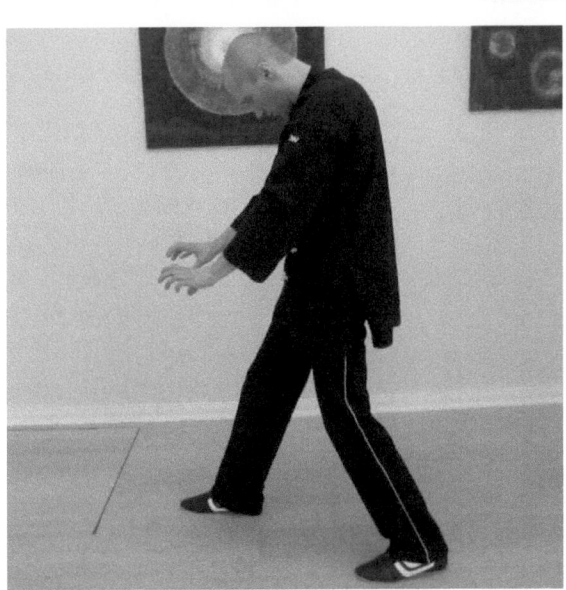

206
Wir lassen die Pfoten fallen und ziehen diese verbunden mit einer wellenartigen Bewegung zum Körper zurück. Dabei verlagern wir unser Gewicht auf das hintere Bein.

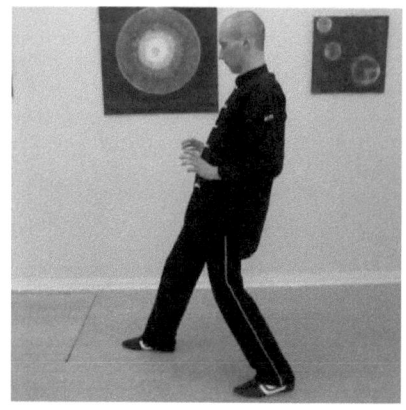 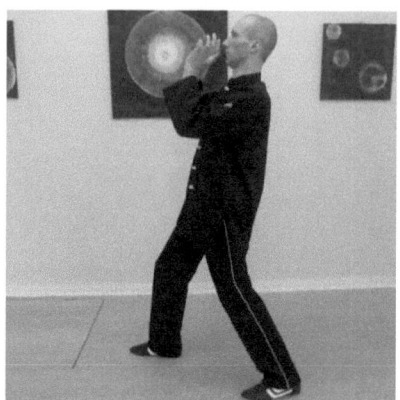

207 208
Die wellenartige Bewegung von Händen und Oberkörper inklusive Gewichtsverlagerung auf das hintere und dann wieder auf das vordere Bein wird fortgeführt. Die Tigerpfoten werden ein zweites Mal nach vorne geworfen

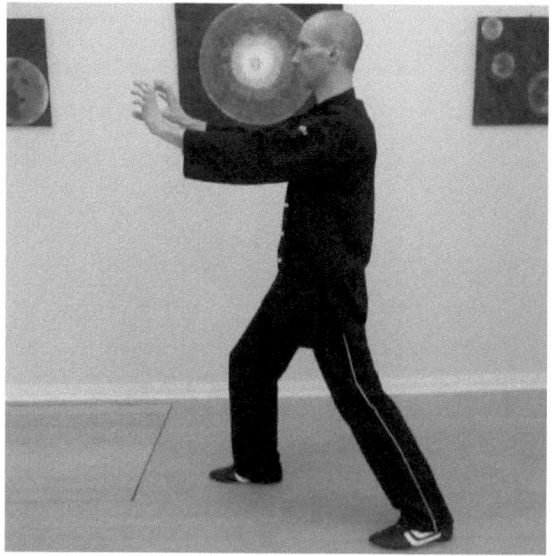

209

Auf Schulterhöhe halten unsere Tigerpfoten kurz inne, bevor wir unsere Hände in Richtung Boden sinken lassen und den Oberkörper vorbeugen.

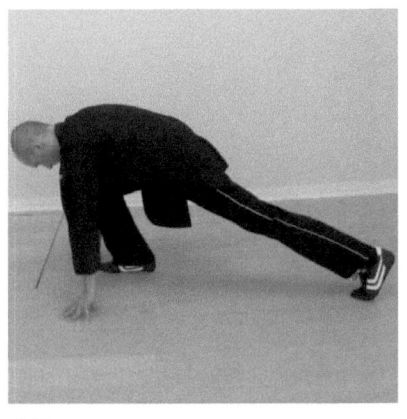
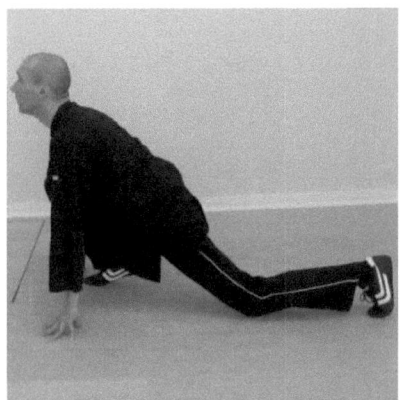

210 211

Wir setzen unsere Hände mit den Fingerspitzen schulterbreit in einer Linie über der rechten Fußspitze ab und schieben den linken Fuß auf dem Ballen weit nach hinten. Wir setzen das linke Knie auf dem Boden ab und begeben uns in eine Hohlkreuzlage mit Blick nach schräg- oben. Die rechte Ferse ist leicht angehoben

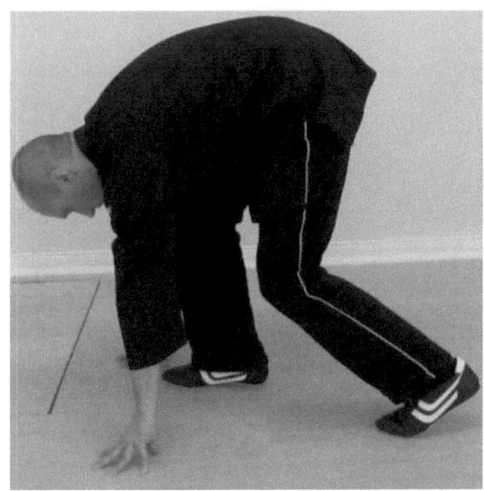

212
Durch die Position des Bildes 211 wird der gesamte Körper gedehnt.
Wir geben die Hohlkreuzlage auf, heben das linke Knie vom Boden an, ziehen den linken Fuß nach vorne und richten uns mit rundem Rücken auf.

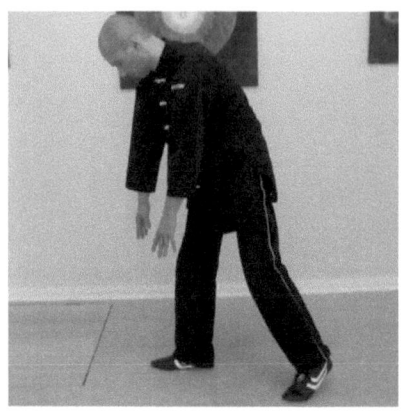
213

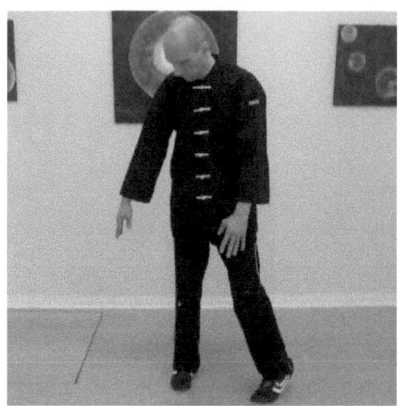
214

Die Hände lösen sich vom Boden, wir richten den Oberkörper weiter auf, drehen die rechte Fußspitze mit Drehpunkt Ferse um 90° nach links und drehen den linken Fuß auf dem Ballen mit der Ferse 45° nach innen.

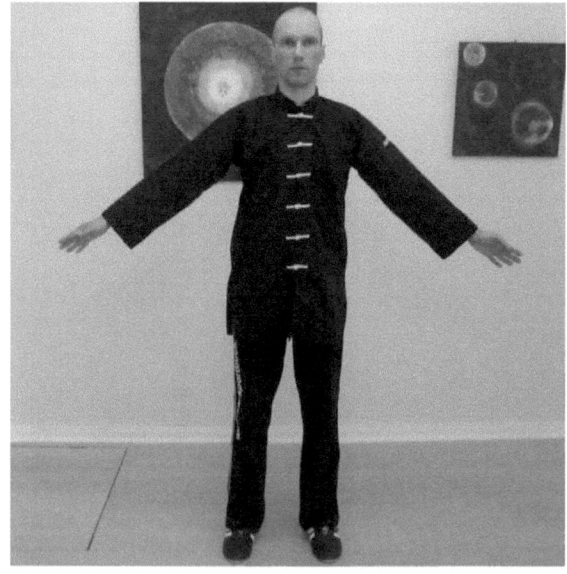

215

Dann ziehen wir den linken Fuß in den Parallelstand der Neutralstellung zurück und heben die gestreckten Arme links und rechts vom Körper an. Der Blick ist nach vorne gerichtet.

3.11. Sich dreimal zum Gruße verbeugen

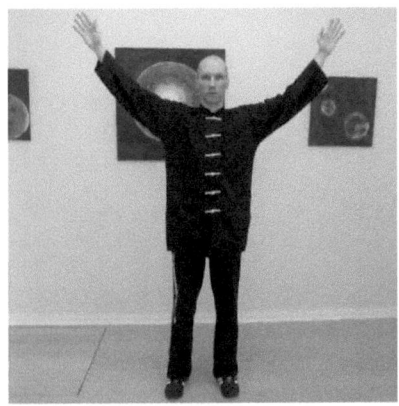
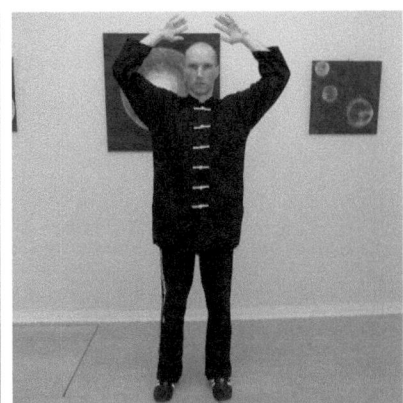

216   217

Anschließend an die Position des Bildes 215 heben wir die gestreckten Arme an den Seiten mit nach vorne gerichteten Handinnenflächen über Kopfhöhe an. Dann winkeln wir die Ellenbogengelenke an und bewegen die Hände hinter den Kopf.

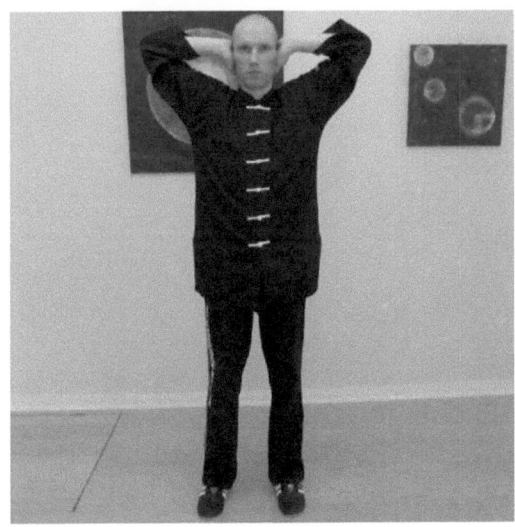

218

Wir legen die Handballen auf die Ohrmuscheln und die aufeinander gerichteten Finger in den Nacken. Die Ellenbogen zeigen jeweils links und rechts nach außen.

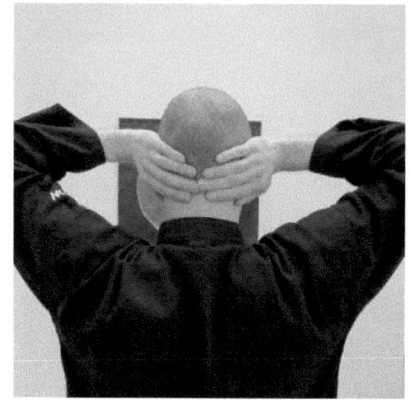
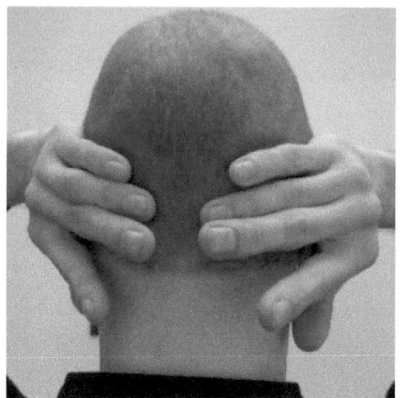

219 rückwärtige Ansicht von Bild 218   220

Wir heben Zeige- und Mittelfinger an, um mit dem „schlagen der Himmelstrommel" (Min Tiangu) zu beginnen.

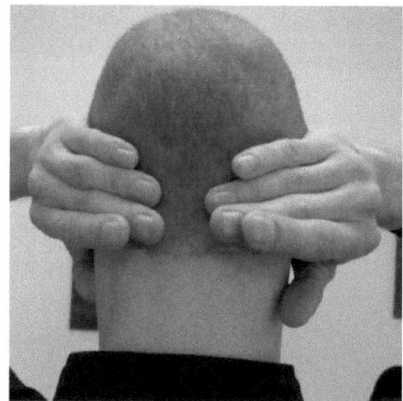
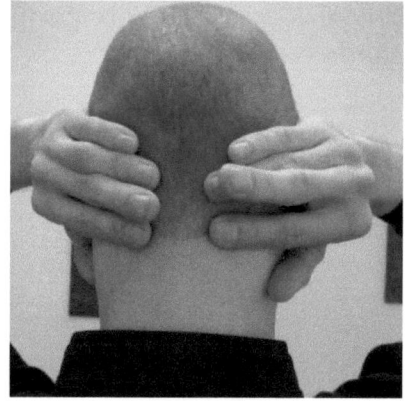

221   222

Wir legen jeweils die Zeige- auf die Mittelfinger und schnippen dann die Zeigefinger sieben Mal auf den Hinterkopf in die beiden Mulden neben der Halswirbelsäule unterhalb des Schädeldaches herunter.

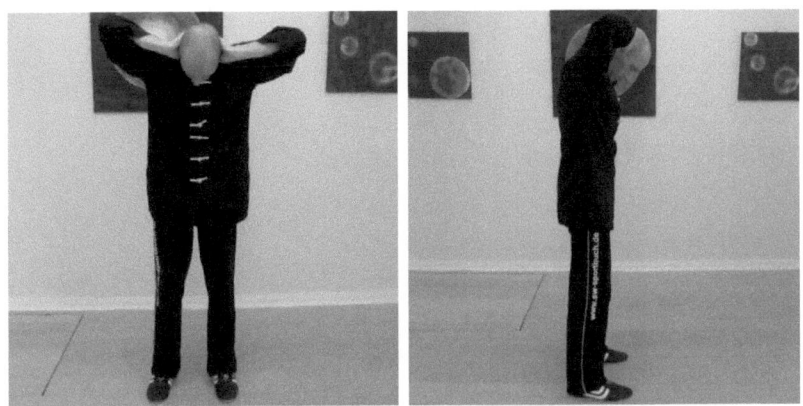

223 224 seitliche Ansicht von Bild 223

Wir beginnen, den Kopf einzurollen und den Oberkörper Wirbel für Wirbel nach vorne zu beugen. Dabei atmen wir <u>aus</u>. Die Knie bleiben die ganze Zeit gestreckt, der Blick ist auf die Füße gerichtet.

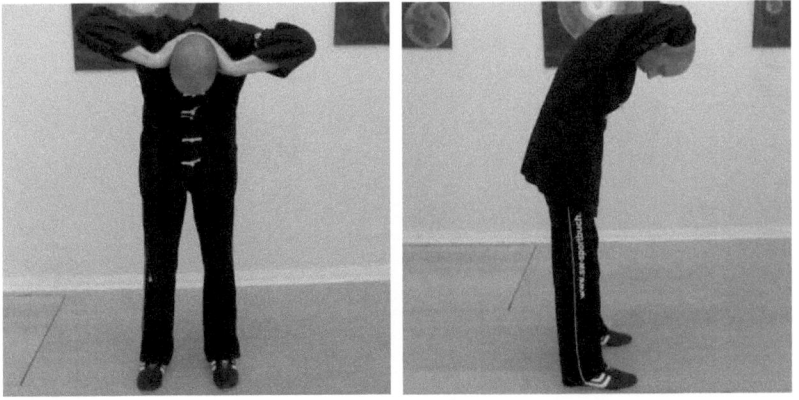

225 226 seitliche Ansicht von Bild 225

Wir beugen den Oberkörper noch ein Stückchen weiter vor, bis wir 1/3 der maximalen Beugung erreicht haben.

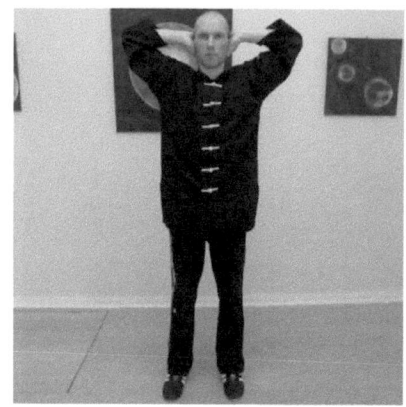
227

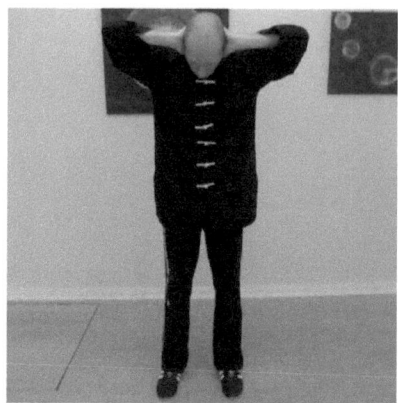
228

Wir richten den Oberkörper wieder auf und <u>atmen</u> dabei <u>ein</u> (Bild 227). Dann beginnen wir wieder den Kopf einzurollen (Bild 228). Bei der gesamten Beugebewegung <u>atmen</u> wir <u>aus</u>.

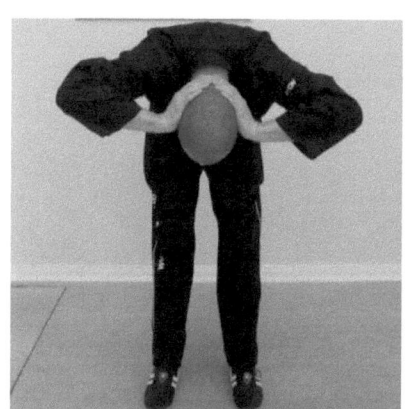
229

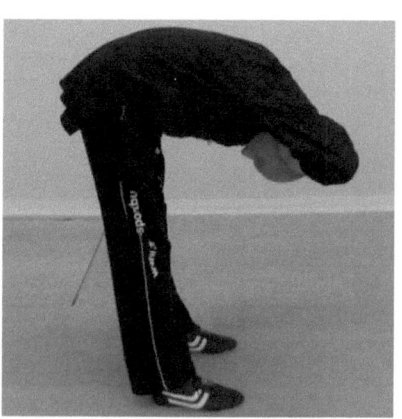
230 seitliche Ansicht von Bild 229

Wir beugen den Oberkörper noch weiter vor, bis wir 2/3 der maximalen Beugung erreicht haben.

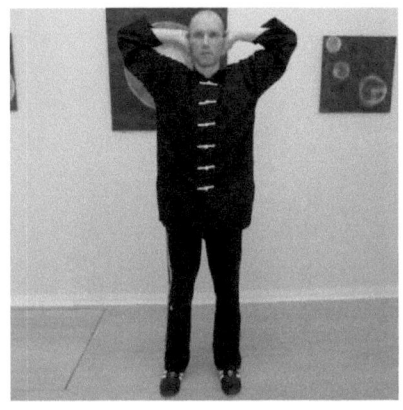
231

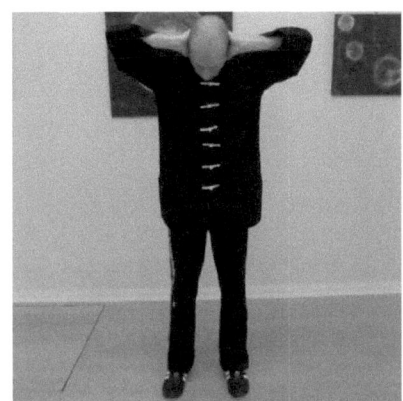
232

Wir richten den Oberkörper wieder auf und atmen dabei ein (Bild 231). Dann beginnen wir wieder den Kopf einzurollen (Bild 232). Bei der gesamten Beugebewegung atmen wir aus.

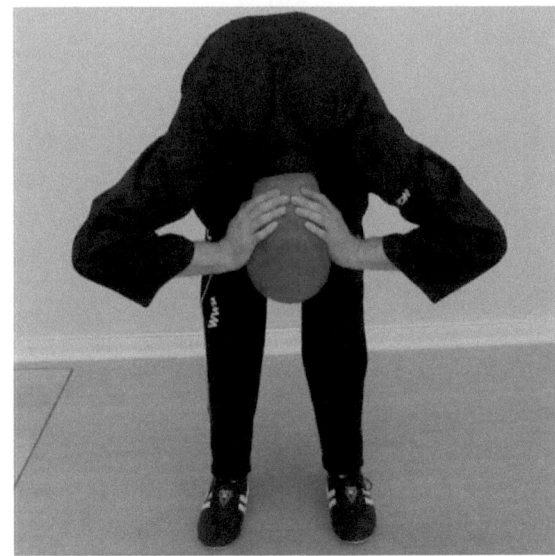
233

Wir beugen den Oberkörper Wirbel für Wirbel noch weiter vor, bis wir die maximale Beugung erreicht haben.

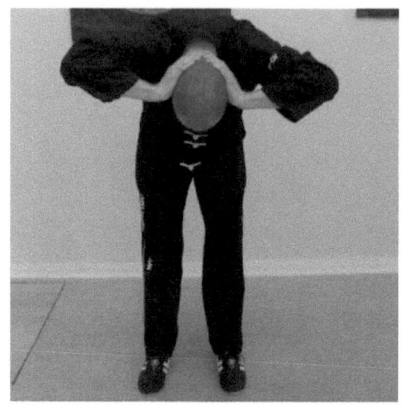 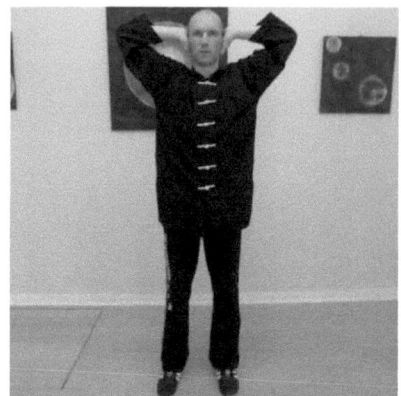

234 235

Wir heben den Oberkörper vom Steißbein aus über die Lendenwirbelsäule, Brustwirbelsäule, Halswirbelsäule bis zum Kopf Wirbel für Wirbel wieder an und <u>atmen</u> dabei <u>ein</u>.

Diese Übung dehnt die Wirbelsäule und fördert damit deren Beweglichkeit. Die Zirkulation des Qi (der Lebensenergie) im gesamten Körper wird angeregt. Die Regulation des Energiekreislaufes soll auch den Geist beruhigen und die allgemeine Fitness fördern.

3.12. Mit dem Schwanz wedeln

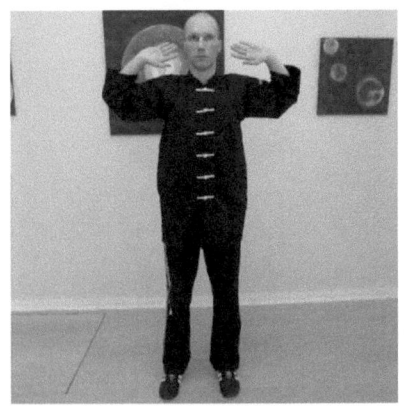
236

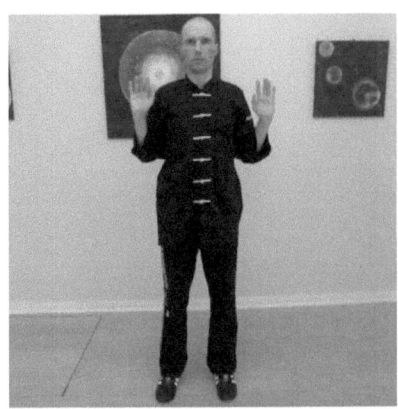
237

Mit einem Ruck ziehen wir beide Hände nach links und rechts außen von den Ohren (Bild 236). Dann lassen wir die noch immer angewinkelten Ellenbogen sinken, so dass sich unsere Hände mit nach vorne zeigenden Innenflächen und nach oben gerichteten Fingerspitzen dicht an unseren Schultergelenken befinden (Bild 237).

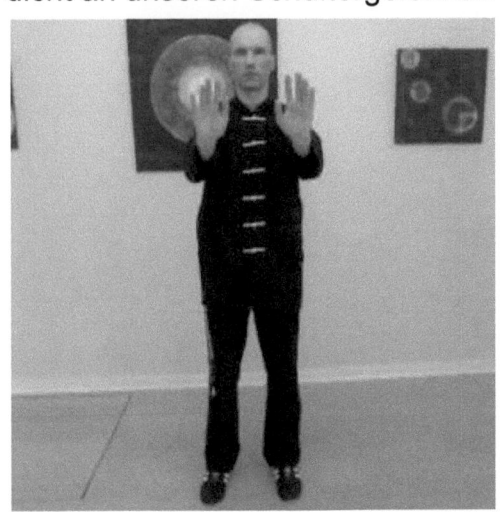
238

Wir strecken die Ellenbogengelenke und damit die Hände in Schulterhöhe parallel nach vorne.

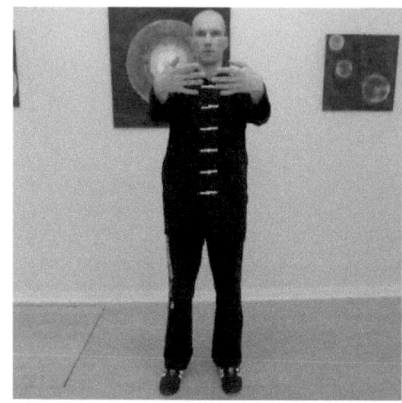 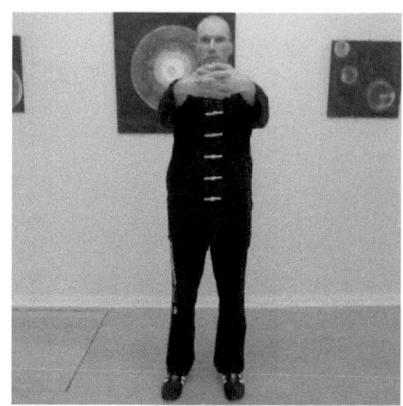

239   240

Wir drehen die Hände in den Handgelenken jeweils nach außen und winkeln sie an, bis die Handrücken nach vorne und die Finger aufeinander zeigen. Dann führen wir die Finger verschränkend zusammen.

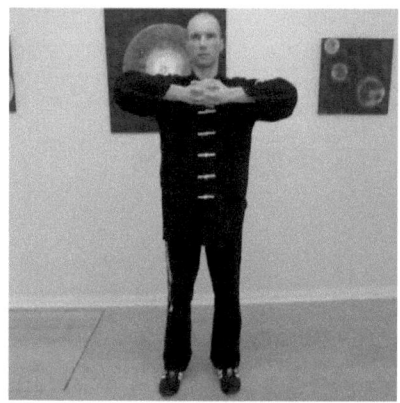 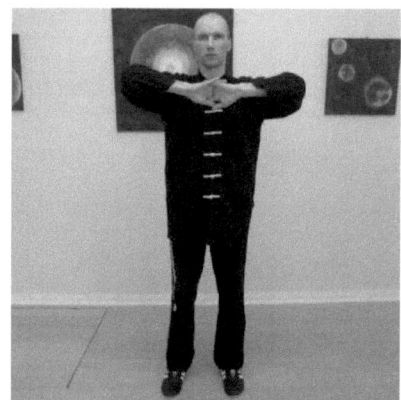

241   242

Wir winkeln die Ellenbogen an und ziehen die Hände zu unserem Oberkörper zurück. Dort drehen wir die Handinnenflächen um 180° nach vorne.

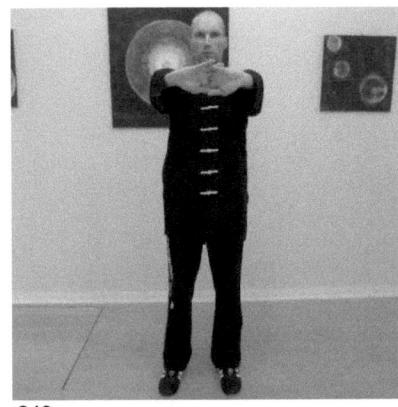 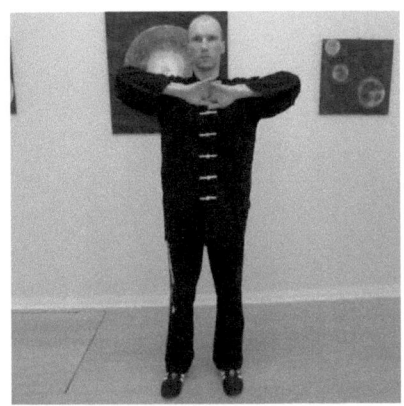

243 244
Wir schieben die Hände durch Strecken der Ellenbogengelenke horizontal nach vorne (Bild 243). Dann ziehen wir die Hände zum Körper zurück (Bild 244).

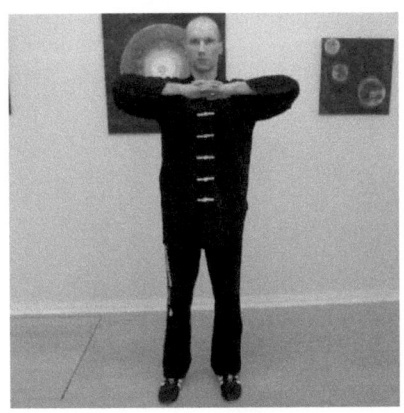 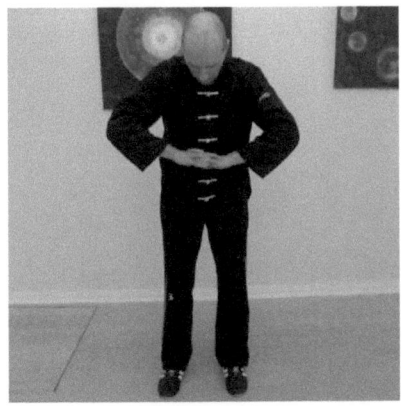

245 246
Wir wenden die verschränkten Hände mit den Innenflächen nach unten und drücken sie dicht am Körper in Richtung Boden. Gleichzeitig beugen wir unseren Oberkörper abrollend nach vorne.

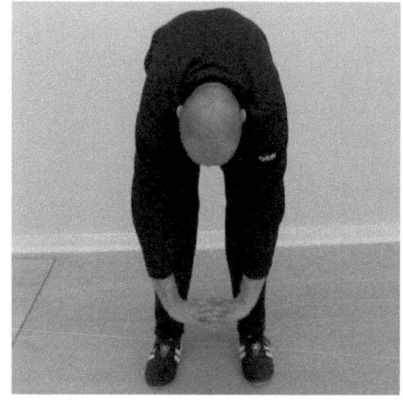 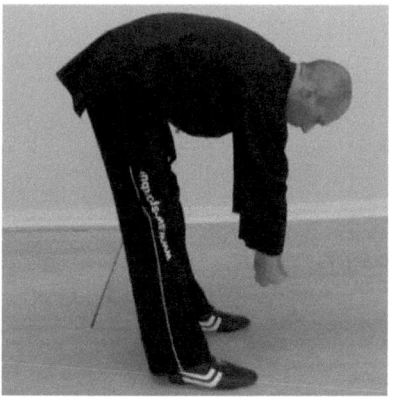

247   248 seitliche Ansicht von Bild 247

Wir drücken die Hände soweit wie möglich nach unten, bis die maximale Beugung der Wirbelsäule erreicht wurde. Die Knie bleiben gestreckt.

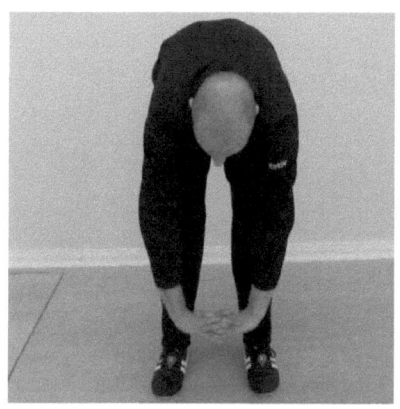 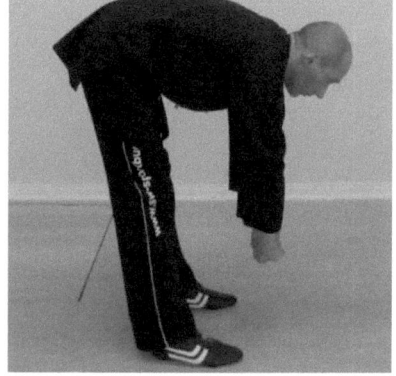

249   250 seitliche Ansicht von Bild 249

Wir heben den Kopf an und <u>atmen</u> dabei <u>ein</u>.

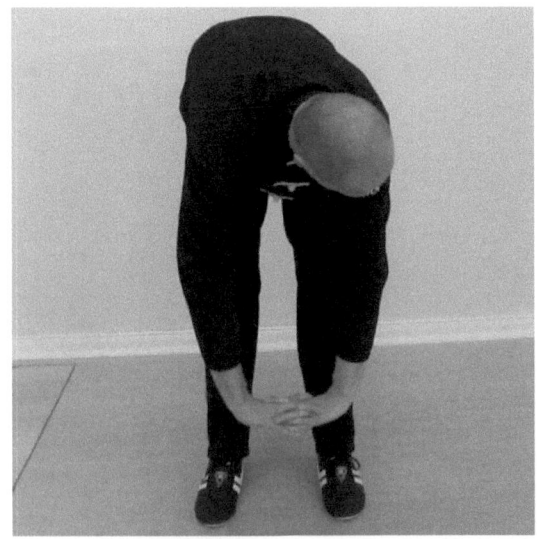

251
Ohne die Position der Arme und Schultern zu verändern, drehen wir den Kopf nach links-hinten und bewegen die linke Hüfte in Richtung Kopf. Dabei wird die rechte Rükkenseite gedehnt. Wir <u>atmen</u> <u>aus</u>.

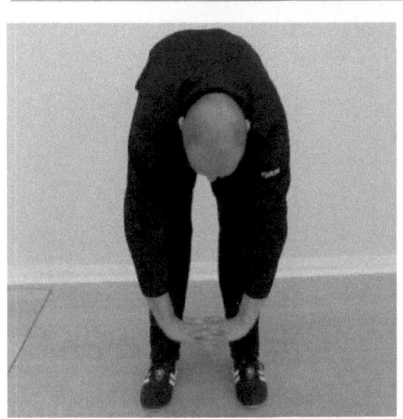
252

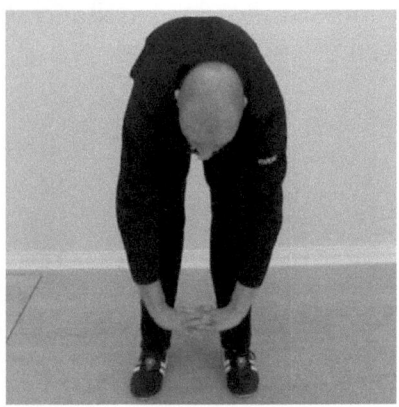
253

Wir drehen den Kopf wieder nach vorne und entspannen uns (Bild 252). Nach einer kurzen Pause heben wir den Kopf an und <u>atmen</u> dabei <u>ein</u> (Bild 253).

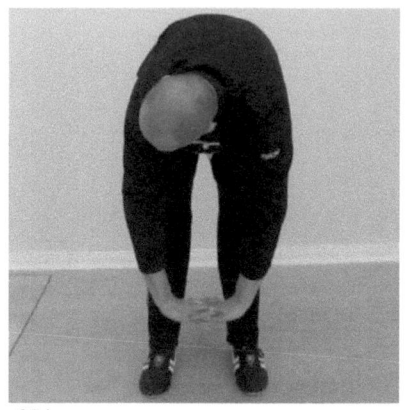
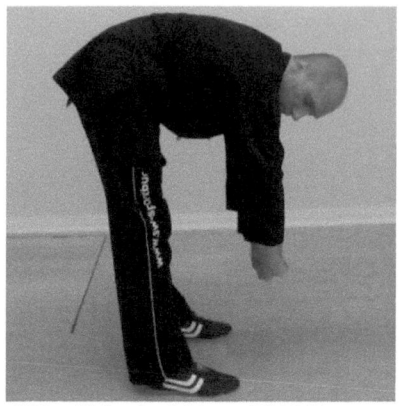

254 255 seitliche Ansicht von Bild 254

Ohne die Position der Arme und Schultern zu verändern, drehen wir den Kopf nach rechts-hinten und bewegen die rechte Hüfte in Richtung Kopf. Dabei wird die linke Rückenseite gedehnt. Wir <u>atmen</u> <u>aus</u>.

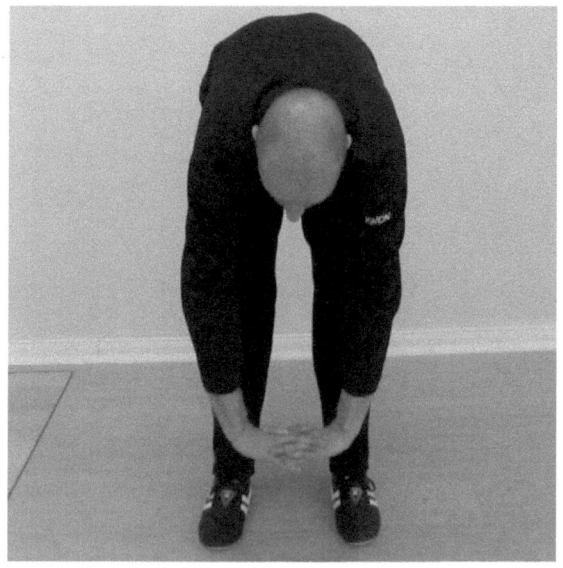

256

Wir drehen den Kopf nach vorne und entspannen uns. Die Bewegung wird nach jeder Seite insgesamt drei Mal ausgeführt, bis wir wieder bei der Position des Bildes 256 angelangt sind.

3.13. Abschlussübung und Abschlussposition

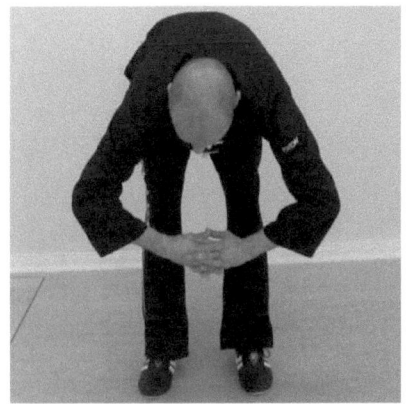
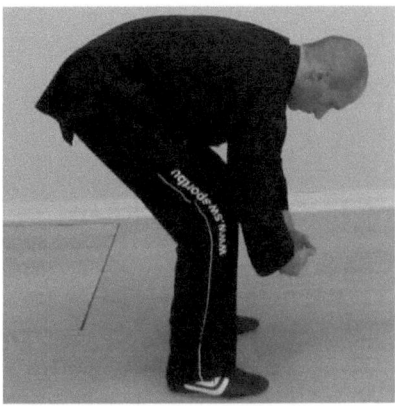

257 258 seitliche Ansicht von Bild 257

Wir beugen leicht die Knie, heben die verschränkten Hände durch Beugen der Ellenbogengelenke an und drehen die Handinnenflächen nach oben.

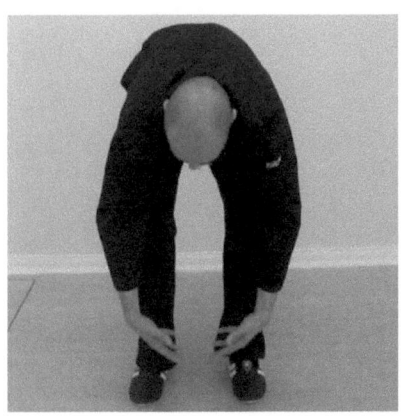
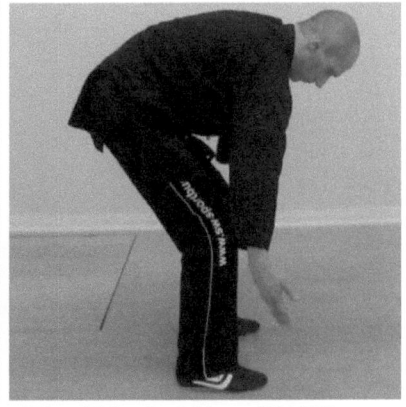

259 260 seitliche Ansicht von Bild 259

Die Hände lösen sich aus ihrer Verschränkung und die Arme werden nach außen geführt.

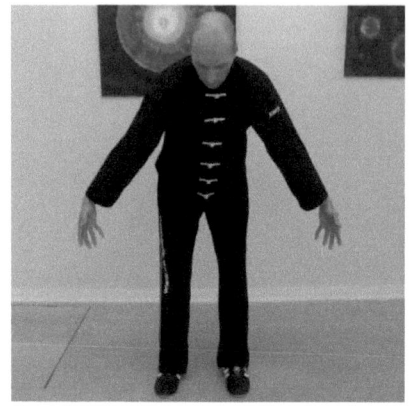
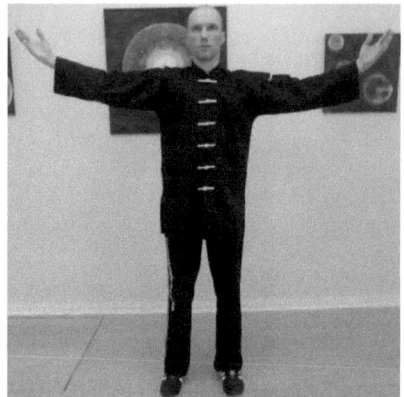

261 262
Wir heben die Hände mit gestreckten Armen weiter an, richten unseren Oberkörper auf und strecken unsere Knie. Bei der Aufwärtsbewegung <u>atmen</u> wir <u>ein</u>.

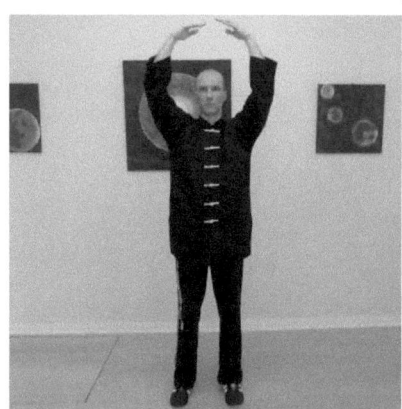
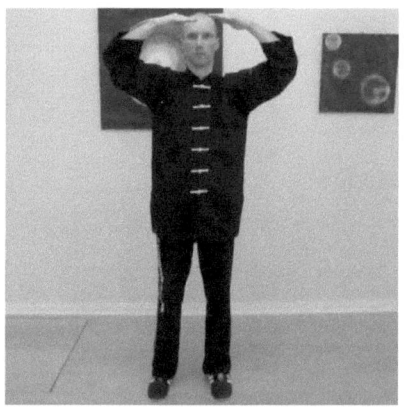

263 264
Wir heben die Hände bis über den Kopf mit nach unten gerichteten Innenflächen an und bilden dort ein „Dach" (Bild 263). Dann drücken wir die Handflächen vor unserem Körper nach unten und <u>atmen</u> <u>aus</u> (Bild 264).

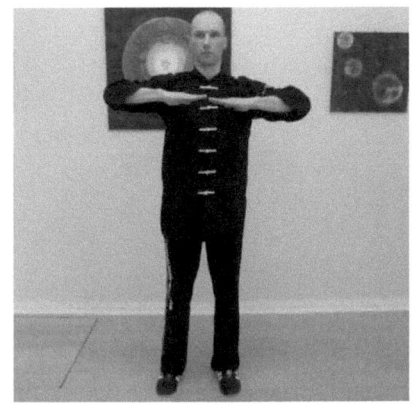
265

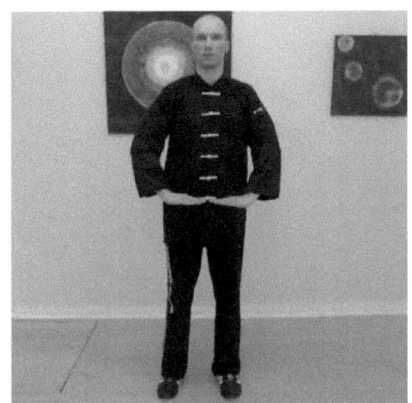
266

Die Hände werden mit aufeinander gerichteten Fingern dicht am Körper bis kurz unter den Bauchnabel nach unten geführt. Damit leiten wir das Qi in unser unteres Dantian. Wir heben die Arme wieder an und führen die Bewegungen der Bilder 262-266 insgesamt drei Mal aus.

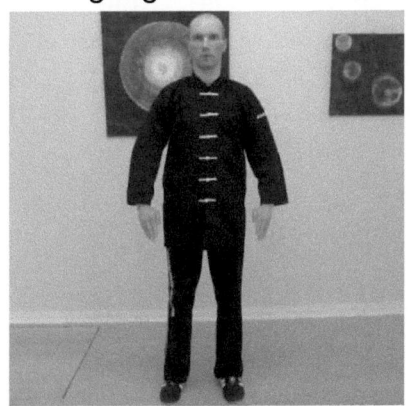
267

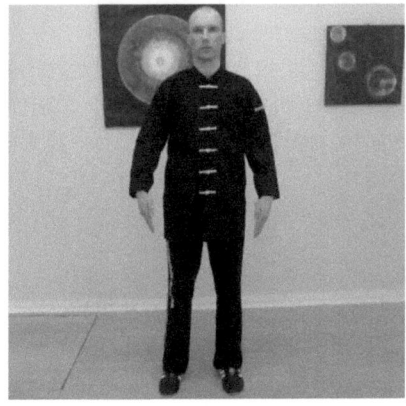
268

Nach dem dritten Mal bei der Position 266 angekommen, führen wir die Hände jeweils an die Körperaußenseite.

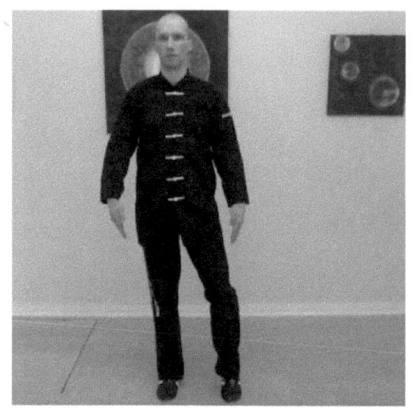 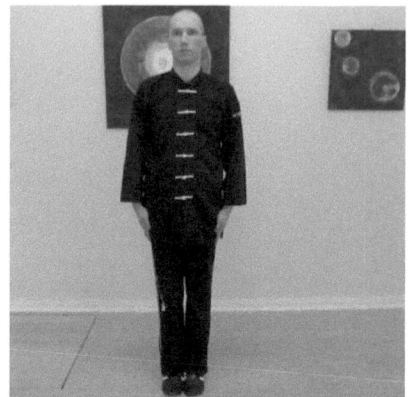

269 270

Wir verlagern unser Körpergewicht auf das rechte Bein und rollen unseren linken Fuß beginnend von der Ferse hoch, heben ihn an und setzen ihn neben unser Standbein in die Ausgangsstellung. Die Knie sind durchgestreckt. Die Arme hängen rechts und links am Körper anliegend herab. Das Körpergewicht ist gleichmäßig auf beide Beine verteilt. Der Blick ist nach vorne gerichtet.

Die Übung ist beendet!

4.   Buchempfehlungen

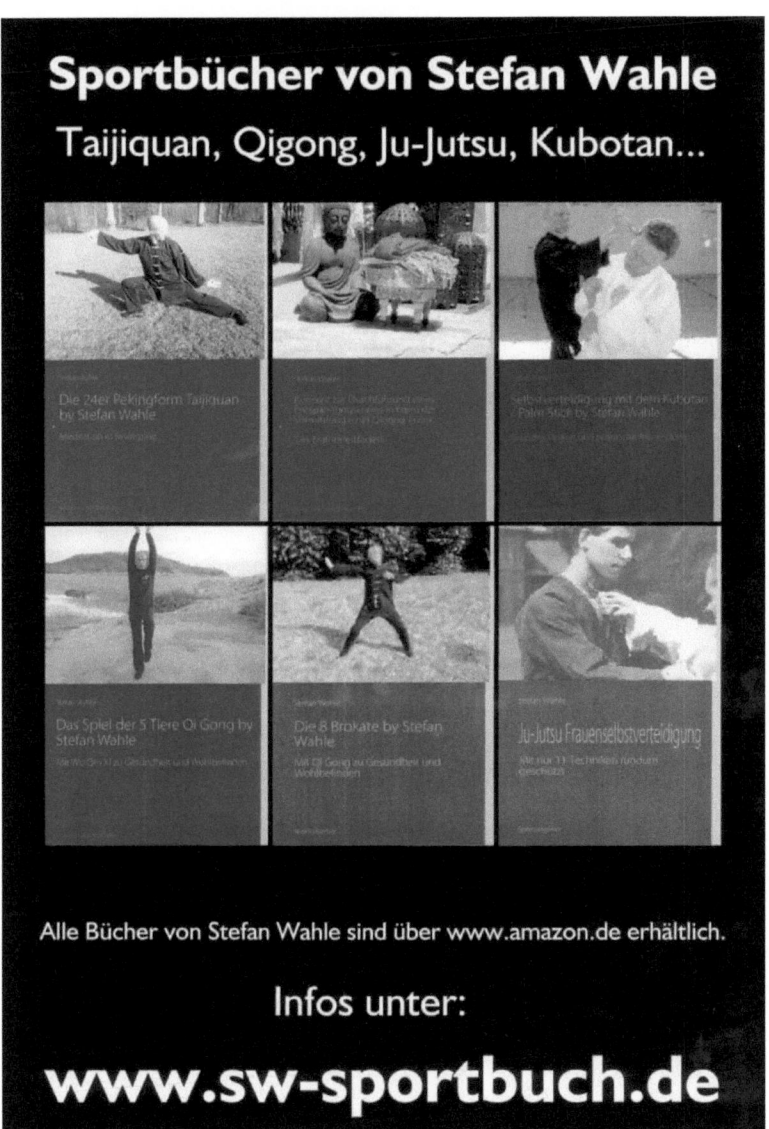

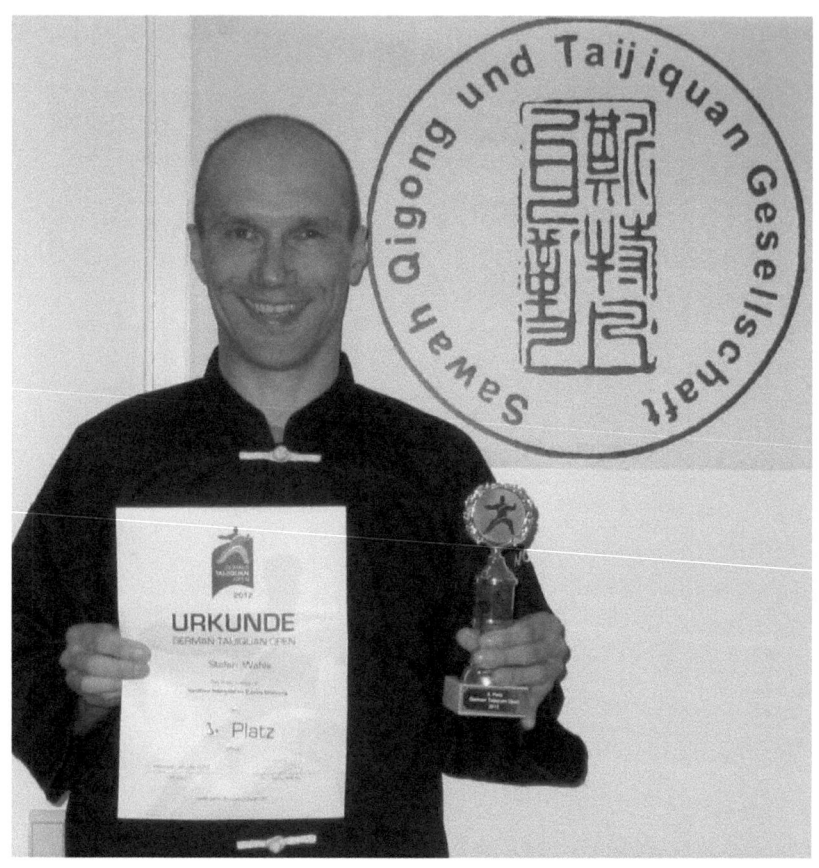

3. Platz bei den German Taijiquan Open 2012 in Hannover.
Die GTO 2012 waren die ersten offiziellen Meisterschaften für Taijiquan in Deutschland, getragen von folgenden Verbänden und Organisationen:
- Taijiquan und Qigong Netzwerk Deutschland,
- Chen Stil Taijiquan Netzwerk Deutschland,
- Taiji Europa und
- Wu Wei Hamburg.

5. Über den Autor

Trainerqualifikationen und Graduierungen
- Entspannungstrainer, Note 1
- Trainer für Sportrehabilitation, Note 1
- Fitnesstrainer B-Lizenz, Note 1
- Lehrer für Qigong, zertifiziert durch TQN + DDQT
- Lehrbefähigungsnachweis Ju-Jutsu seit 1990
- Prüferlizenz Ju-Jutsu von verschiedenen Verbänden, erstmals 1992
- 6. Dan Ju-Jutsu, Lehrer für Ju-Jutsu
- Krav Maga Instructor verschiedener Verbände

Wettkampferfolge
- 1. Platz Hamburger Meisterschaft Ju-Jutsu-Formenwettkampf 1992
- 3. Platz Hamburger Meisterschaft Ju-Jutsu Kampf 1995
- 3. Platz Hamburger Meisterschaft Ju-Jutsu Kampf 1994
- 4. Platz Internationale Deutsche Meisterschaften moderne Kata 1997
- 4. Platz Deutsche Meisterschaft Ju-Jutsu-Formenwettkampf 1992
- 5. Platz Hamburger Meisterschaft Ju-Jutsu Kampf 1996
- 1. Platz 2. happy run 5 Km Nordic-Walking in Wahlstedt 2010
- 3. Platz German Taijiquan Open 2012 in Hannover
- 4. Platz Wu Wei Cup 2012 in Hamburg
- 1. Platz Sparkassen-Ostseelauf Timmendorfer Strand Nordic-Walking 5 Km 2013
- 1. Platz Stadtwerkelauf Tornesch 5Km NW 2013 - 2015
- 1. Platz Möllner City-Lauf 9,4 Km NW 2014 + 2015
- 1. Platz Jesteb. Volkslauf Walking 10,5 Km 2014 + 2015

Veröffentlichungen
- diverse Sammelbände 2014
- Rückenqigong 2014
- Kurskonzept Frauenselbstverteidigung 2014
- Der fliegende Kranich Qigong in 5 Bänden 2013
- Buch „Die 6 heilenden Laute" 2013
- Buch „Das muskel- und sehnenstärkende Qigong" 2012
- Buch „Sawah Kung Fu Grundtechniken" 2012
- Buch „Shaolin Qin Na Sawah Kuen" 2012
- Buch „Taijiquan für Einsteiger..." 2012
- Buch „Krav Maga - Grundtechniken..." 2012
- Buch „Das Spiel der 5 Tiere Qi Gong ..." 2011
- Buch „Die 8 Brokate by Stefan Wahle" 2010
- Buch „Ju-Jutsu Frauenselbstverteidigung" 2010
- Buch „Optimiertes Krafttraining mit der ILB-Methode" 2009
- Buch „Ju-Jutsu Straßenkampftechniken" überarbeitete Neuauflage 2009
- Artikel „Optimiertes Krafttraining mit der ILB-Methode" in der Zeitschrift „shape up Trainer's only", Heft Nr. 5 2009
- Buchveröffentlichung „Realistische Frauenselbstverteidigung" 1994/95
- Buchveröffentlichung „Ju-Jutsu Straßenkampftechniken" 1993

Auszeichnungen
- Budoka Award der Martial Arts Association 2013
- Ehrenkreuz der Martial Arts Association (MAA) 2012
- Hall of Fame + Dragon Medal der MAA 2011
- Verleihung der Ehrenmedaille durch den American Ju-Jutsu Landesverband Hamburg e.V.

für den Aufbau der Akademie für
Frauenselbstverteidigung 1997

Besondere Lehrgänge
- Lehrgang bei Dan Inosanto, Schüler von Bruce Lee
1996

Tätigkeiten
seit 2008   Fernstudium Fitness
                   an der BSA Akademie
                   anerkannt durch den
                   DSSV e.V.

seit 2001   freiberuflicher Trainer

1993 bis 2001   Landestrainer beim American
                   Ju-Jutsu Landesverband
                   Hamburg e.V.

Mitglied in den Verbänden (Stand 12/2015)
- Taijiquan & Qigong Netzwerk Deutschland e.V.
- Chinesisch-Deutscher Kampfkunstverein e.V.
- Martial Arts Association - Int.
- Deutsche Budo Organisation e.V.
- Krav Maga Sawah Organisation Deutschland
- World Krav Maga Association
- Zertifizierung durch das Deutsche Trainerregister
- Deutsches Dan-Kollegium e.V. - DDK
- Deutsche Kampfkunst Föderation e.V.
- Sawah Qigong und Taijiquan Gesellschaft
- American Ju-Jutsu Landesverband Hamburg von 1993
- F.T.U. Freie Taekwondo Union

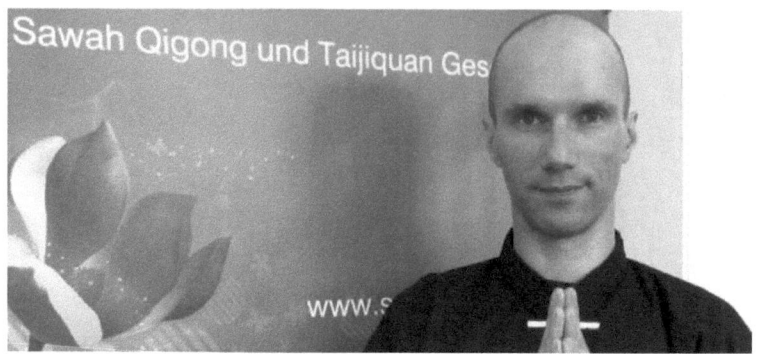

Man kann mich als Personal Trainer für folgende Bereiche buchen:
- Muskelaufbautraining mit Geräten,
- Cardio-Training,
- Boxtraining,
- Nordic-Walking,
- Selbstverteidigung,
- Qigong, Taijiquan,
- gemeinsame Entwicklung von Trainingsplänen mit erreichbaren Zielen.

Kontakt:

Stefan Wahle

E-Mail: info@sw-sportbuch.de

Internet: www.sw-sportbuch.de

Fan-Page von Stefan Wahle bei Facebook.com:
http://www.facebook.com/Stefan.Wahle.Autor

6. Vorstellung der Gesellschaft

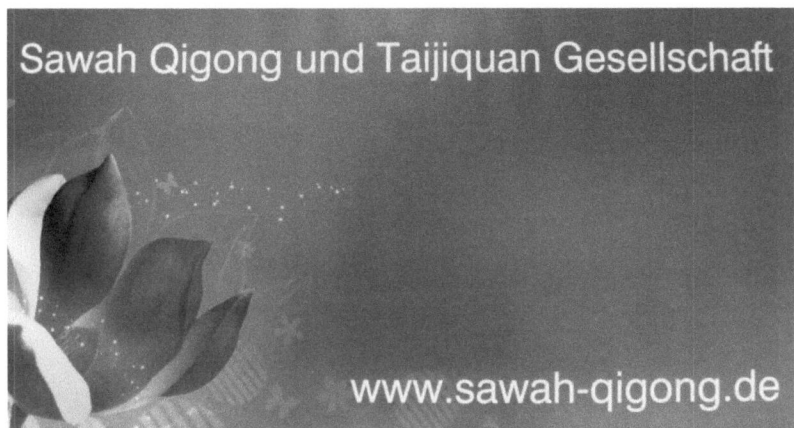

Die **Sawah® Qigong und Taijiquan Gesellschaft** ist der Fachverband für

- Qigong,

- Taijiquan und

- Kung Fu

im **Sawah® Stil** und betreibt in diesen Bereichen Lehre und Forschung.

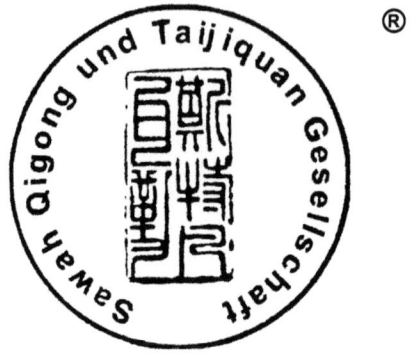

Internet: www.sawah-qigong.de

E-Mail: info@sawah-qigong.de

Die Gesellschaft hat eine Gruppe bei Xing:
Qigong & Taijiquan Deutschland
http://www.xing.com/net/sawah

Gruppen bei Facebook:
Qigong Deutschland
Taijiquan Deutschland

Seite bei Facebook:
Sawah Qigong und Taijiquan Gesellschaft

Gruppen bei linkedin.com:
Qigong Deutschland
Tai Chi Chuan Deutschland

 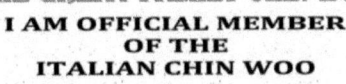 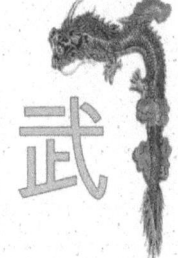

ENTER AND YOU INTO
THE GREAT FAMILY CHIN WOO

I AM OFFICIAL MEMBER OF THE ITALIAN CHIN WOO

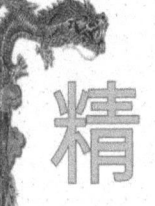 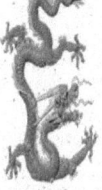 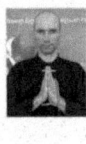 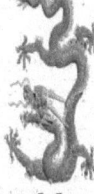

Master Stefan Wahle

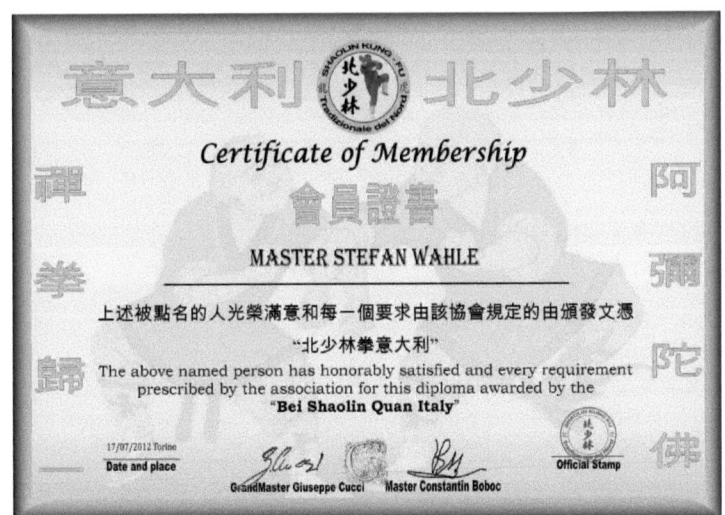

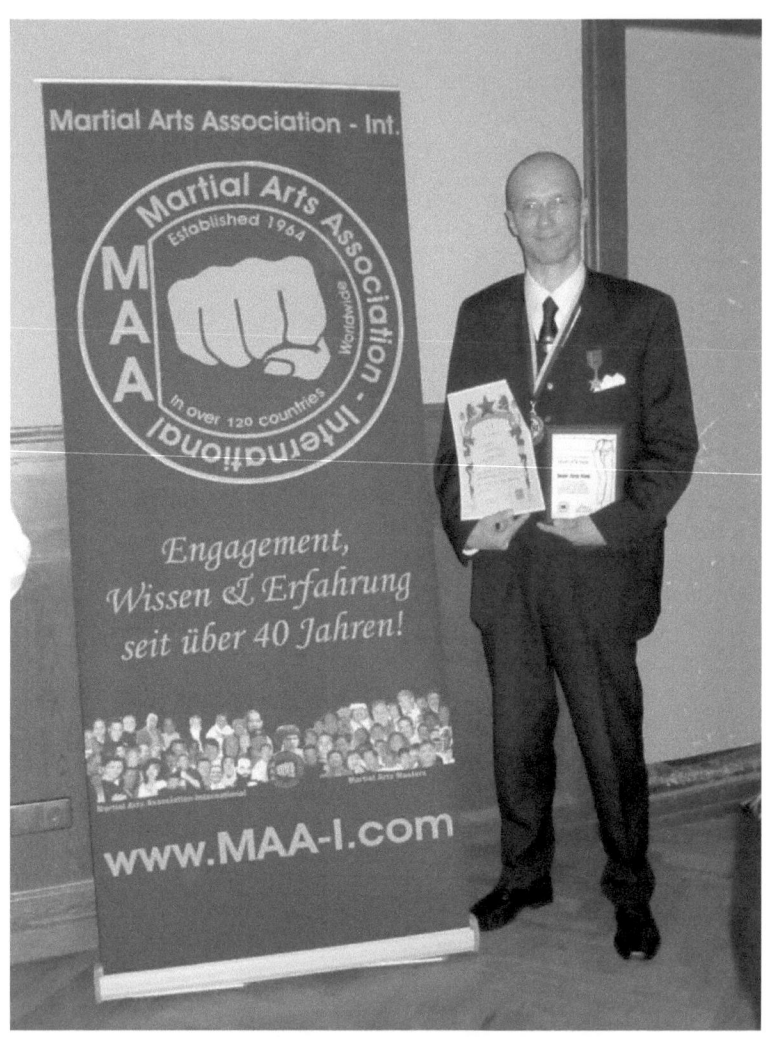

Stefan Wahle, Lehrer für Qigong

www.sw-sportbuch.de